"DEL SOFÁ AL CAMPO DE BATALLA"

Inicio, constancia y disciplina en la actividad física desde cero.

Cómo motivar en el deporte a vagos y perezosas y que se convierta en un hábito y estilo de vida para siempre.

LuisGarre

Índice.

<u>REGALO PARA LOS LECTORES</u>

Querido lector antes de comenzar quiero
agradecerte la lectura de este libro
regalándote mi Ebook

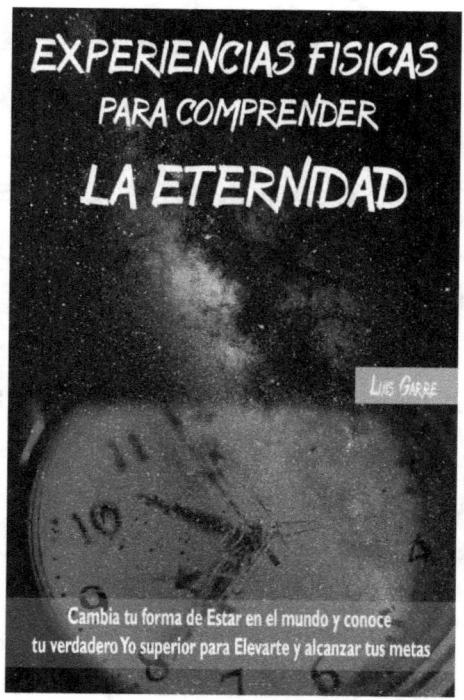

En la sociedad actual de las prisas y el estrés en la que vivimos,
hemos perdido por completo **la mágica conexión con la madre naturaleza**,
factor muy influyente para conseguir **elevar el espíritu hacia pensamientos y reflexiones superiores.**

En nuestro interior se encuentra la luz espiritual que en realidad somos.

El verdadero reto es alcanzar el nivel más elevado de nosotros mismos.

Puedes descargarte este ebook gratuito haciendo clic en el siguiente enlace o entrando desde tu ordenador a la siguiente dirección:

www.luisgarre.com/regalo

INTRODUCCIÓN AL LIBRO QUE TE HARÁ SALTAR DEL SOFÁ.

Hola amigo lector, seguramente si estás empezando a leer este libro, seas una de las muchas personas a las que les cuesta un mundo ponerse a practicar ejercicio físico y mantener el hábito de forma regular para así, poder introducirlo a tu vida y conseguir ser constante y disciplinado en la actividad física.

Quizás hayas empezado mil veces con la práctica de algún deporte en particular y hayas acabado abandonándolo con el pensamiento interior que te decía que "eso no era lo tuyo".

Tal vez sepas muy bien y seas plenamente consciente de que debes de hacer ejercicio físico regular y que además, es muy necesario tanto para tu estado de salud físico y mental, como para tu apariencia y estética exterior.

Apuesto a que estás harto-a de escuchar, leer, ver por televisión, e incluso comprobar de primera mano cuando has hecho deporte alguna vez, los grandes beneficios que aporta el ejercicio físico a todos los niveles. Seguro que además eres consciente del gran aumento de autoestima y mejora en el estado de ánimo que produce el deporte a nivel emocional y psicológico. Pero con todo eso, sigues sin poder "engancharte" al deporte de ninguna manera.

Con este libro pretendo romper para siempre con todas esas barreras que te están impidiendo comenzar y mantener los hábitos de vida saludables que tanto necesitas para sentirte bien a todos los niveles (físico, mental y emocional).

He preparado todos y cada uno de los argumentos, consejos y técnicas necesarias para poder introducirte en el ejercicio físico con garantías de éxito. Y lo que es más importante, para no dejar nunca más de practicar deporte y evitar así el abandono de la actividad física en tu vida.

Juntos vamos a romper las barreras mentales que te están impidiendo ser una persona activa físicamente.

Llevo toda mi vida haciendo deporte. Mi estilo de vida siempre ha estado ligado a la actividad física de alguna u otra forma. Conozco todos sus beneficios. Y por supuesto también he experimentado las trampas de la mente para intentar hacernos perezosos y pasivos físicamente. Puedo ayudarte porque sé cómo hacerlo. Te hablaré de técnicas precisas y eficaces, pensamientos erróneos y acertados, consejos que realmente funcionan, y por último, conocerás los mejores tipos de entrenamiento que existen para iniciarte en el deporte desde cero y paso a paso. Pretendo que seas disciplinado y constante en el deporte desde este momento y para siempre.

Mi intención es que a partir de ahora, el ejercicio físico sea para ti un estilo de vida que puedas complementar con tu propia vida personal y profesional.

Quiero que conozcas todos y cada uno de los atajos que te llevarán a la práctica de ejercicio físico regular y que disfrutes de sus grandes beneficios aprendiendo de forma sencilla, clara y al grano.

No me quiero andar con palabras y frases vacías, planas o que ya hayas escuchado mil veces.

Este libro es un reflejo de mi propia personalidad. Tiene un perfil directo, transparente y sincero.

Vamos a iniciar juntos esta introducción y constancia en el deporte para que a partir de ahora y para siempre, dejes de llevar la etiqueta de vago o perezosa a tus espaldas y te conviertas en la persona activa físicamente que siempre has querido ser. Es el momento de cambiar de vida. Tú lo has decidido y yo voy a ayudarte.

¡Comencemos el reto de transformar e introducir el hábito del ejercicio físico en tu vida para que esta sea mejor y de mayor calidad!

Bienvenido y bienvenida al mundo de los deportistas que disfrutan con el deporte y saben perfectamente que mientras puedan, lo practicarán sin descanso.

Quien quiere hacer algo busca la forma, y quien no quiere hacerlo, la excusa. (Anónimo).

LO RECONOZCO: SOY IRREGULAR, VAGO Y PEREZOSO PARA EL EJERCICIO FÍSICO.

Seamos realistas, hacer ejercicio físico requiere empeño. Absolutamente a todos nos cuesta salir a entrenar, ir al gimnasio, a nadar o coger la bici. Bien, lo primero que debes saber es que no eres el único ni la única que siente pereza cuando te dispones a realizar ejercicio físico. La gran mayoría de las personas que hacen deporte, incluso los grandes deportistas profesionales o los que llevan toda la vida haciéndolo, no están motivados desde el principio y también les cuesta horrores ponerse en movimiento.

El deporte supone esfuerzo, sacrificio y fuerza de voluntad. Para romper con la pereza mental y física, de lo que se trata es de crear unos hábitos deportivos en nuestra rutina diaria, y afianzarlos de por vida como algo imprescindible y necesario para nuestro propio bienestar y salud. Para ello, lo primero que debemos hacer es poner de nuestra parte y echar mano de nuestra propia, resistente, poderosa e increíble **fuerza de voluntad**. ¡Si amigo y amiga!, ¡tú también la tienes!. Si pensabas que te iba a dar una poción mágica secreta para llegar a ser un deportista increíble de la noche a la mañana, ya puedes cerrar este libro y buscar en otro sitio. Aquí vamos a hablar de realidades y metas alcanzables. Y lo haré con mucha sinceridad, honestidad y coherencia. Trataremos de ser prácticos y efectivos en nuestros propósitos.

Pero no todo son malas noticias. Lo bueno del ejercicio físico, es que la gente que consigue esforzarse al principio para crear esos sanos hábitos deportivos y logran sumarlos a su rutina diaria, rompiendo el bucle de la pereza física y las dichosas barreras y creencias mentales erróneas, logran cierta regularidad al poco tiempo de haber comenzado el reto. Estas personas acaban por engancharse al ejercicio de forma efectiva, empezando a experimentar todos los beneficios de la actividad física en su cuerpo y en su estado mental y emocional muy rápidamente. El aumento de la autoestima personal se produce de inmediato. A los pocos días de haber comenzado a mantener una constancia deportiva regular, experimentamos un mayor optimismo en nuestro carácter y personalidad, así como un cambio de actitud positiva y predispuesta al ejercicio. Una vez que hemos afianzado el hábito del deporte como una actividad más de nuestra rutina y estilo de vida, comenzamos a disfrutar tanto de todos esos beneficios, que ya nunca más queremos volver a nuestra antigua vida sedentaria. Por lo tanto, lo más difícil de conseguir por mucho que nos parezca lo contrario, realmente es comenzar y adquirir el hábito del ejercicio, más que mantenerlo en el tiempo. Gracias a los poderes tan beneficiosos que tiene la práctica del deporte regular sobre todo nuestro ser, mantener el hábito deportivo ya no nos supondrá ningún problema.

Y para conseguir ese objetivo precisamente he escrito este texto. Como verás más adelante, lo que no te está permitiendo disfrutar de tu vida plenamente y gozar de toda tu energía física y mental para poder lidiar con todas y cada una de las circunstancias y aspectos de tu propia vida, es tu falta de actividad física regular junto con las consecuencias negativas y perjudiciales que este grave error tiene para tu organismo y su salud.

Como es lógico, para que el esfuerzo necesario del principio no sea una cuesta insalvable, es importante empezar haciendo alguna actividad física que despierte en nosotros interés, por lo que es importante que la actividad que elijamos, nos guste mucho más que otras posibles opciones deportivas menos atrayentes a priori para nosotros. Es decir, si nos impulsa y apetece mucho más salir en bici que ir a correr, claro está por donde debemos comenzar. Aunque como ya os explicaré más adelante, lo ideal es realizar varias actividades físicas diferentes que engloben tanto el esfuerzo aeróbico como el anaeróbico. Además, una vez introducidos en el mundo de la actividad física, verás que cada tipo de ejercicios complementan a todas las actividades deportivas que practiques. Más adelante te hablaré de todos esos ejercicios para que consigamos mezclar el deporte de cardio o aeróbico, con los ejercicios de musculación y tonificación muscular o anaeróbico. Esa es la forma más efectiva que existe para alcanzar antes una adecuada forma física y poder llegar a nuestro peso y silueta ideal. En esa mezcla y variedad de actividades físicas que te ofreceré más adelante, también existen grandes alicientes y posibilidades para lograr mantener una correcta rutina deportiva y que esta acabe siendo efectiva y duradera en el tiempo.

Como has leído, he comenzado este capítulo diciéndote que absolutamente a todos nos cuesta hacer deporte, eso es lo cierto. Pero he querido empezar así porque pretendo que comprendas que para llegar a ser disciplinado y constante en el ejercicio físico, se trata más de una cuestión de fuerza de voluntad que de que te guste en mayor o menor medida el hecho de hacer un deporte en particular. Cuando uno mismo se auto denomina perezoso para el deporte, ya se está colocando él solito una enorme etiqueta a su espalda, diciéndose así mismo "NO PUEDO". Las personas que dicen eso de sí mismas, se han auto impuesto una creencia limitante, y por lo tanto, una barrera mental difícil de derribar sin el adecuado cambio y eliminación de creencias erróneas adquiridas.

Es muy común de las personas sedentarias estar en el sofá de casa con el mando de la televisión en las manos y decir eso de: "tengo que hacer más ejercicio" o "un día de estos empezaré a correr". Pero lo cierto es que para estas personas siempre habrá algo más importante que hacer antes que ponerse a ejercitar de verdad su cuerpo. Y de hecho, acabarán postergando la actividad física a algo que según ellos es "más importante". Pero antes de seguir, decidme una cosa por si estoy equivocado, ¿de verdad conocéis algo más importante y urgente que la salud?

Como sabéis, el deporte junto con la buena alimentación es el principal aliado de nuestra salud física y mental, pilares fundamentales para disfrutar la vida de la mejor forma posible.

Los seres humanos necesitamos de la motivación para todo lo que nos disponemos a conseguir en nuestras vidas, no sólo para hacer deporte. Sin la adecuada y suficiente motivación, no es posible alcanzar retos ni objetivos. Y por lo tanto, no es posible crecer y desarrollarse personalmente. Bien, pues de eso precisamente trata esta guía de inicio y constancia a la actividad física regular. De encontrar todos y cada uno de los mejores motivos que existen para poner en marcha nuestro esqueleto y convertirnos así en deportistas que disfrutan con lo que hacen, a pesar del esfuerzo que a todos nos supone.

Este trabajo ha sido creado para ayudar a motivar a todas esas personas que más les cuesta ponerse a practicar algún tipo de deporte. Durante toda mi vida, he escuchado demasiadas veces a esas personas decir "no me gusta hacer ejercicio", (algo que para mí es lo mismo que decir "NO ME GUSTA ESTAR SANO"), "no tengo tiempo", "no tengo ganas" o "tengo cosas más importantes que hacer". Todas esas expresiones me llevan a pensar en situaciones poco coherentes y realistas que rozan el ridículo. Un ejemplo evidente para que entendáis lo que quiero decir, puede ser lo que muchas personas argumentan cuando conducen un vehículo de forma consciente con algún problema de motor importante y no lo lleva al mecánico porque manifiestan que no pueden dejar de circular con él para entretenerse en esas cosas. El tremendo error de esperar a que el motor se rompa para llevarlo al mecánico porque no dispones de tiempo para solucionarlo antes, ya que tu prioridad es seguir circulando, suena cuanto menos a ignorancia o a pretender vivir con una venda permanente en los ojos. Bien, pues eso es lo mismo que les ocurre a las personas que manifiestan abiertamente que no tienen tiempo para el ejercicio físico. Tarde o temprano acabarán "gripando el motor" de su cuerpo y llegarán las consecuentes y temidas enfermedades debido a ese perjudicial estilo de vida. Cuando eso ocurra, será cuando comprendan que no se trataba de que te gustara más o menos el deporte. Tampoco de tener o no tener tiempo, ganas o interés en ello. **Se trata de tu salud y de seguir manteniéndola o de abandonarte a la enfermedad**. La salud ¡sí!, la misma que necesitas para vivir tu vida de la forma que deseas. Es así de sencillo e importante.

Hoy en día ya sabemos que cuando hacemos deporte aumentamos nuestra forma y resistencia física, perdemos peso y grasa perjudicial para nuestras arterias y venas, quemamos calorías, generamos endorfinas que nos hacen sentir mucho mejor anímicamente y conseguimos alcanzar estados de relajación beneficiosos y placenteros, <u>¿porqué seguimos sin darle la importancia que verdaderamente tiene?</u>

Si, ya lo sé, lo ideal sería disfrutar de todos esos beneficios sin tener que hacer ejercicio. Pero como eso no es posible y la cosa no funciona así, no nos queda otra opción que aceptar la actividad física como algo imprescindible en nuestra rutina de vida diaria si queremos estar y vernos bien, tanto por dentro como por fuera.

Los grandes propósitos de fin de año o los mismos del principio y final del verano, son ya tan recurrentes y predecibles que ya ni siquiera nos los creemos nosotros mismos cuando los predicamos a los cuatro vientos entre nuestros conocidos y amigos. <u>La operación bikini ha dejado de ser efectiva</u>. Si analizáramos estudios reales de la gente que se apunta a un gimnasio a principios de año y el tiempo que tardan en abandonarlo, quedaríamos asombrados del tremendo engaño que se auto infringen.

El ejercicio físico no es una moda ni una actividad puntual que se realiza para lograr determinados y concretos objetivos. Debe de ser y es <u>una necesidad básica para el ser humano.</u> Y así debemos aceptarla y entenderla. DEBEMOS COMPRENDER QUE **EL EJERCICIO FÍSICO TIENE QUE**

SER UN ESTILO DE VIDA SUMADO A NUESTRAS DEMÁS TAREAS, AFICIONES, GUSTOS, OBLIGACIONES Y RETOS DIARIOS.

"La salud es el principal principio de la felicidad, y el ejercicio de la salud". James Thomson. (Biólogo norteamericano).

¿DE VERDAD QUIERES ESTAR SANO Y TENER UNA BUENA CALIDAD DE VIDA?. O TE MUEVES O ENFERMAS.

Antes de continuar con los capítulos dedicados a los tipos de ejercicios que puedes hacer para iniciarte en la actividad física desde cero, y cuáles son las mejores técnicas motivadoras de las que disponemos para introducirnos en el deporte, necesito hablaros un poco de salud. Pero no os preocupéis, no os voy a dar demasiado la lata con este tema porque soy consciente de que es bien sabido por todos la enorme influencia que la actividad física tiene en nuestra salud. Pero sí pretendo que seáis plenamente conscientes de los grandes beneficios que os estáis perdiendo, así como de los temidos perjuicios que vosotros mismos os estáis auto infringiendo al llevar una vida pasiva y sedentaria.

Realizar actividad física de forma regular nos ayuda a perder peso o mantener el adecuado para nuestra salud, mejora la capacidad respiratoria, fortalece músculos y huesos, ayuda a la correcta circulación sanguínea y elimina toxinas perjudiciales de nuestro organismo. A nivel emocional y mental, nos proporciona alivio del estrés y aumento de nuestra autoestima, potenciando un mejor estado de ánimo. A nivel estético, reduce la celulitis en caderas y muslos, y estiliza glúteos y piernas. También reafirma el vientre plano y fortalece los brazos, hombros y espalda. El ejercicio físico es tan beneficioso, que hasta puede luchar contra los estados de depresión y ansiedad, e incluso mejora los estados emocionales de determinados niños que sufren de hiperactividad. Hoy en día, los médicos más avanzados saben que **es más efectivo recetar unas zapatillas de running que pastillas para los trastornos de ansiedad o incluso depresión.**

Para comenzar a notar en nuestro organismo todos estos beneficios saludables de los que te hablo, la ACSM (American College of Sports Medicine) recomienda ejercitarse de 2 a 3 veces por semana a intensidad media unos 30 minutos diarios, ¿no es tan difícil verdad?. Y la recompensa creo que merece la pena.

El **sedentarismo** es uno de los mayores factores de riesgo cardiovascular más extendidos en las sociedades occidentales debido a nuestro estilo de vida, que nos obliga a pasar muchas horas sentados y que tiende a no dejar espacios para la actividad física. Combinado con una mala alimentación, el sedentarismo es causa directa de la obesidad, la gran pandemia de nuestro tiempo. Solamente **el hecho de estar de pie, mejora un 22% nuestro colesterol**. ¡Increíble!, ¿verdad?. Cuando estamos sentados, los músculos dejan de absorber la enzima lipasa, que es la encargada de disolver la grasa de los alimentos que tomamos a diario. Como consecuencia, la grasa re-circula por el flujo sanguíneo y se almacena como grasa corporal obstruyendo las arterias y provocando enfermedades. Si por tu estilo de vida eres de los que te pasas la mayor parte del día sentad@ en la oficina, aprovecha para estar de pie el máximo tiempo posible en tus ratos libres y durante el resto de las tareas diarias que tengas fuera del trabajo.

Todo el mundo debería abandonar el sofá y ponerse a hacer algo de ejercicio. No obstante, tampoco hay que ser extremistas. No se puede pasar del sedentarismo a practicar ejercicio físico intenso sin un adecuado proceso de menos a más, puesto que el riesgo de lesión sería grande. La transformación de una vida sedentaria a otra activa físicamente, debemos hacerla de una forma progresiva y moderada, sobre todo al principio. Ya habrá tiempo más adelante para las maratones y los triatlones más duros del mundo.

¿Te acuerdas de los buenos tiempos?, cuando eras un chaval o una muchacha que no paraba de correr durante los 30 minutos del recreo o en el transcurso de un partido de fútbol organizado entre amigos. Recuerdas cómo saltabas jugando al baloncesto o al voleibol, o de lo bien que aguantabas trotando para hacer algo de ejercicio aeróbico sin más. Si llevas tiempo sin hacer deporte, no pienses que eres el de hace unos años. Mi recomendación es que vayas poco a poco. Primero debes conocer tus capacidades y limitaciones físicas actuales para adaptar la intensidad de tus primeros ejercicios a tu actual forma física, e ir progresando de menos a más. Más adelante te daré algunas nociones y ejercicios básicos y fundamentales para iniciar tu actividad física de forma correcta y desde cero.

No debemos de tener prisa por recuperar lo perdido. Hay quien vuelve a la práctica del ejercicio y quiere conseguir en un par de meses lo que ha dejado de hacer en varios años.

PRINCIPALES ERRORES DE LOS DEPORTISTAS PEREZOSOS Y VAGOS

- **ERROR Nº1. DEL DEPORTISTA PEREZOSO:** Las prisas solo te van a generar frustración, así como riesgo de hacer las cosas demasiado rápido y por consiguiente, lesiones. El ejercicio es una actividad que te beneficiará a medio y largo plazo, por lo que la constancia es la pieza fundamental del deporte. Y de hecho es la **virtud imprescindible y más valiosa de cualquier buen deportista**. Al iniciarnos en el deporte, las prisas hay que dejarlas a un lado. Se trata de comenzar aceptando mental y físicamente nuestro estado actual de forma, para realizar los primeros entrenos mediante la técnica de los **pequeños intervalos de tiempo**. Consiste en mezclar ejercicios con descansos, (en siguientes capítulos veremos cómo ejecutarlos correctamente) así como adecuar la intensidad del entrenamiento y de los ejercicios a la idónea, para comenzar con la mínima intensidad necesaria y después seguir avanzando de forma progresiva y continuada.

- **ERROR Nº2. ESPERAR UN MILAGRO:** En el ejercicio y el progreso deportivo y físico, nada se regala. Lo que vayas a conseguir, lo tienes que alcanzar por tus propios medios. Tendrás que aprender pacientemente la forma correcta de alimentarte y entrenar para ir mejorando con los días, las semanas y los meses. Pero no esperes que ciertos productos o dietas milagro vayan a conseguir que te pongas en forma sin sudar. Hoy en día los medios de comunicación están plagados de "productos milagro" que prometen resultados increíbles a través de falsas esperanzas con respecto a perder peso y lograr la forma física deseada. Olvida las dietas milagro, los aparatos de gimnasia pasiva como los que anuncian en las teletiendas, los suplementos y pastillas que supuestamente te harán adelgazar y los "vende humos" de la nutrición y el deporte. El movimiento en auge recientemente para tratar de mantener buenos hábitos saludables de alimentación y ejercicio, ha crecido de forma increíble en los últimos años, pero el negocio también sigue estando ahí para hacernos creer que determinados productos que nos venden casi como si fueran de ciencia ficción, (la mayoría no son más que charlatanería barata e irreal) nos van a proporcionar el cuerpo y la forma física soñada. Así que mucho cuidado con eso. Cuando nos encontramos en situaciones desesperadas o deseamos que se produzca un cambio rápido y fácil en nuestro cuerpo y estado de forma, el ser humano puede llegar a caer en ese tipo de estafas muy fácilmente. Con la consiguiente frustración, baja autoestima y pérdida económica correspondiente.

Aquí no nos interesa vender humo ni falsas esperanzas. Hablamos del verdadero camino hacia una vida activa y plena. Y para eso, como para casi todo en la vida, hay que esforzarse, ser constante y avanzar sin abandonar.

Mi consejo es que te involucres de lleno en libros sobre la adecuada alimentación. Aprende de forma sencilla como alimentarte correctamente y experiméntalo sin miedo en tu propio cuerpo. No tienes que hacerte experto o experta en nutrición, se trata de tener una buena base sobre lo que debes y no debes comer a diario. Uno de los libros con el que mayor éxito he tenido hasta la fecha, ha sido el título "De la cesta de la compra depende tu salud". En él explico de forma completa cuales son los mejores alimentos que debemos comprar y consumir para proteger nuestra salud y potenciar nuestra energía física y mental. Date un margen de un par de meses como mínimo, una vez que hayas comenzado a cuidar tu alimentación de forma consciente, para poder ver los primeros cambios físicos en tu cuerpo, y si eres constante, observarás resultados satisfactorios mucho antes de lo que piensas. Lee artículos y revistas deportivas, así como blog o páginas web dedicadas a la actividad física y a la correcta alimentación para deportistas. Eso hará que comiences a conocer a personas que se dedican al deporte y los buenos hábitos de vida. Y así verás crecer tu motivación interna. Se trata de vincular nuestro estilo de vida hacia el lado de la salud física de forma íntegra.

- **ERROR Nº3. EL EJERCICIO COMO UNA OBLIGACIÓN:** Ciertamente el ejercicio tiene que ser una obligación en el sentido de que su práctica requiere compromiso, esfuerzo y dedicación. Pero pretender pasar de no hacer absolutamente nada a obligarte, solo conseguirá que abandones al mes o las semanas de haber comenzado a practicarlo. Como ya te dije anteriormente, tendrás que buscar la manera de lograr que el ejercicio sea algo divertido para ti. Así será más sencillo integrarlo de forma sólida en tu rutina diaria. Para eso, unas líneas más adelante te propongo opciones, técnicas y consejos para hacer del ejercicio algo divertido y ameno. Cuando asociemos mentalmente el hecho de hacer ejercicio a los aspectos positivos y a los grandes beneficios que posee, lo identificaremos como una distracción placentera. Debemos focalizarnos en placeres como por ejemplo, la relajación posterior a la actividad física o el aumento del estado de ánimo que nos proporcionará el deporte después de haber terminado cada sesión. Y no asociarlo a aspectos negativos como pueden ser, verlo como una obligación o un castigo. Así, nuestra visión y predisposición sobre el deporte cambiará radicalmente. **La mente es tan flexible que puede ser capaz de hacernos creer que una misma actividad puede ser para unos su salida de escape diaria hacia algo placentero y para otros un infierno imposible de superar.**

- **ERROR Nº4. HACERLO SÓLO DE VEZ EN CUANDO:** Lógicamente, todo lo que sea abandonar el mando de la tele y el sofá para hacer algo de actividad física, será positivo para nuestra salud. En el punto anterior afirmo que no tenemos que sentir ni pensar en el deporte como si fuera una obligación o algo que nos esclavice mentalmente y que hagamos a disgusto, pero tampoco lo contrario. No puedes pretender hacer ejercicio muy de vez en cuando o solamente si te apetece, ya que de esa forma será imposible convertirlo en un hábito. Se trata de encontrar un término medio en la frecuencia en que practiquemos ejercicio, y hacerlo con un mínimo de regularidad y dedicación. **Esta es una de las leyes principales no escritas del deporte y de sus verdaderos**

beneficios. Los expertos recomiendan un mínimo de dos a tres veces por semana para la práctica deportiva regular. Más adelante, y a través de tus propias sensaciones, adaptarás la frecuencia de tus ejercicios a tu propia forma física. Poco a poco conseguirás hacer el hábito, casi sin darte cuenta. Y una vez establecido en tu vida, todo irá rodado. Es importante al principio, marcarnos un mínimo de dos a tres días a la semana para hacer deporte, lo ideal es que sean alternos. Es decir, un día de ejercicio seguido de otro día de descanso, siempre que tus tareas y obligaciones te lo puedan permitir. Un buen inicio podría ser por ejemplo: lunes, miércoles y viernes deporte; y martes, jueves, sábado y domingo, descanso. Ese sería un buen arranque para iniciarnos. Incluso alguno de los días donde tenemos señalado como descanso, podemos hacer alguna actividad menos intensa como puede ser caminar una hora a buen ritmo al aire libre, o unos ejercicios básicos de estiramientos, pilates o yoga para principiantes. Esto hará que nuestro cuerpo se vaya acostumbrando a mayor velocidad a la actividad física, a la vez que ganarás elasticidad y tonificación muscular.

- **ERROR Nº5. NO SER CONSCIENTE U OLVIDAR LA PREVENCIÓN DE LESIONES:** Pasar del sedentarismo a la actividad física es positivo, pero hay que hacerlo siendo consciente de que el ejercicio siempre tiene un cierto riesgo de poder lesionarnos. Este apartado me parece muy importante, por lo que me extenderé un poco más.

Prevención de lesiones al comenzar a practicar ejercicio físico.

Al pasar del sedentarismo a la práctica de cualquier tipo de actividad física, no debemos olvidar que el cuerpo se encuentra acostumbrado a la inactividad, por lo tanto, es necesario romper primero la "oxidación" muscular, tendinosa, ligamentosa y ósea que sufrimos. No sólo has perdido fuerza física, tu cuerpo también necesita recuperar coordinación, equilibrio, elasticidad, resistencia y velocidad de reacción. Debemos admitirlo. Todo esto hace que nuestro cuerpo se encuentre menos preparado para el estrés del ejercicio, incluso a un esfuerzo relativamente suave y moderado. Por eso mismo, no debes desanimarte o "venirte abajo" durante los primeros días del inicio de tu actividad física, ya que tendrás que enfrentarte a las agujetas (pequeñas micro roturas de fibras del músculo debido al ejercicio físico) , los dolores musculares y los momentos "sin aliento" de tu acomodado aparato respiratorio.

Debemos entender que se trata sólo del proceso de desentumecimiento de nuestro cuerpo (aparato locomotor y esquelético) y de la puesta en marcha de nuestro "motor" interno (corazón, pulmones y aparato cardiovascular en general).

¡Ojo!, cuidado cuando decidas apuntarte al típico partidillo de fútbol de navidad entre solteros y casados, o al torneo de pádel de la empresa sin haber hecho jamás ningún tipo de ejercicio con los brazos. Es muy habitual ver a personas sufrir lesiones gravísimas en momentos inoportunos que deberían de ser de disfrute y diversión, por la inconsciencia de creer que su estado físico es el mismo de siempre o que no ha sufrido la consecuente inactividad prolongada del ejercicio.

DATOS PARA LA REFLEXIÓN:

Según diversos estudios científicos, el sedentarismo causa 5,3 millones de muertes al año. Que sea el gran olvidado de entre los factores de riesgo no quiere decir que no sea verdaderamente alarmante. El sedentarismo puede ser la causa de enfermedades tan graves como la diabetes, varios tipos de cáncer, la obesidad y enfermedades cardiovasculares entre otras. Una de las cosas que resulta más chocante, es que se podrían prevenir muchas de ellas con la realización de una actividad física moderada.

Otro estudio, este del American Journal of Clinical Nutrition, lanza un dato igual de alarmante, si no más: El sedentarismo provoca el doble de muertes que la obesidad. "El estudio que ha analizado a más de 334.000 personas, ha visto que el número de muertes atribuibles a la falta de actividad física doblaba al de fallecimientos atribuibles a la obesidad. Y además, que un modesto aumento en la actividad física podría tener beneficios significativos para la salud de las personas. Un reconocido periódico nacional llegó a publicar que 676.000, son las personas que han muerto a causa de la inactividad física en Europa según los últimos datos disponibles.

No es por convencerte ni quiero ser duro o dura contigo, pero quizás deberías empezar a plantearte algunas cosas seriamente: ¿De verdad te quieres lo suficiente para seguir sin hacer nada, que aún sabiendo que con poco que hagas, tu salud lo va a sentir notablemente?. ¿Tan duro te resulta organizar tu tiempo para dejar 30, 45 minutos o una hora al día y cuidar de ti mismo y de tu salud?. ¿Crees de forma consciente que la salud es lo más importante que tienes?. Ahora te planteo esta pequeña reflexión: Si eres capaz de gastarte ese dinero que tanto te cuesta ganar en cremas de belleza, en ropa para ir a la última moda o en un buen entrecot o una botella de vino ¿No crees que podrías invertir un poco de tu tiempo y dinero en hacer el ejercicio que te reportará beneficios físicos y mentales reales?

Cuando empezamos a movernos y nos ejercitarnos de forma regular, ocurre una curiosa circunstancia. Al realizar el ejercicio físico que tanto nos parecía al principio un verdadero martirio, con las semanas y meses, la experiencia se transforma en exactamente todo lo contrario. Cuando pasan uno o dos días sin ejercitar nuestro cuerpo, nos parece un verdadero martirio el no haber tenido la oportunidad de practicarlo. Te aseguro que esto ocurre, lo podrás comprobar cuando te encuentres con el hábito totalmente adquirido.

Y para seguir añadiendo más leña al fuego, una nueva investigación llevada a cabo en la Escuela Universitaria de Medicina de Boston en Massachusetts (EE.UU.), ha demostrado una relación directa entre los niveles de aptitud en la mediana edad, el volumen cerebral y el ejercicio o la ausencia de él. Así, las personas con peor condición física a lo largo de su vida, tienen el cerebro más pequeño 20 años después. El cerebro encoge. Suena casi a ciencia ficción, pero son las conclusiones científicas a las que han llegado en estudios contrastados durante años de investigación real. Aunque este estudio examina los efectos de la aptitud en la mediana edad y las implicaciones para el tamaño del cerebro en la edad avanzada, otras investigaciones han demostrado que nunca es demasiado tarde para que nuestro cerebro obtenga los beneficios del ejercicio. Lo siguiente, será investigar de qué manera los cambios en la actividad física a lo largo de la vida impactan en nuestro cerebro, pero si de verdad quieres mantener tu cerebro en forma, no hay negociación posible. **Haz deporte.**

Durante la última década se han realizado numerosas investigaciones que han comprobado como el deporte cardiovascular o aeróbico practicado de forma regular, funciona como una especie de "engrasante" neuronal para el cerebro, generando nuevas células nerviosas en regiones como el hipocampo, que es un área relacionada con el aprendizaje y la memoria. Esto provoca la generación de nuevos capilares sanguíneos que irrigan mejor el cerebro.

Lo importante de este estudio es que se suma a, cada vez más investigaciones que demuestran que practicar deporte de forma regular tiene un papel clave en la salud mental y también en la recuperación neuronal cuando se produce un contratiempo de salud. Y lo mismo ocurre en el caso de la cognición. Se sabe que quienes practican actividad cardiovascular de forma regular tienen un cerebro más plástico. Por ejemplo, en diversos estudios se ha observado que los niños que practican algún deporte y estudian (claro está), suelen obtener mejores notas que aquellos que son más sedentarios. "Es como tener un gran campo de cultivo que sería el cerebro, el cual abonas mucho gracias a la práctica de ejercicio físico regular. Si por el contrario, no pones ninguna semilla, de allí no va a brotar nada. Pero si abonas y pones la semilla, es decir, estudias y te ejercitas lo suficiente, entonces aquella planta saldrá mucho mejor y más rápida. El deporte es una forma sencilla de tener el cerebro ágil y flexible en la edad adulta y también de rejuvenecerlo. ¿De veras sigues sin querer hacer ejercicio?

Como puedes observar, son muchos los motivos y las ventajas de practicar deporte. Así como también son suficientes los perjuicios de salud por no hacerlo. Ahora que ya tenemos una base sólida y suficientemente documentada e importante como para aceptar mental e intelectualmente que el ejercicio es fundamental para nuestra salud y bienestar general, es hora de pasar a hablar de las barreras mentales que nosotros mismos nos auto imponemos a la hora de decidirnos a dar el importante paso para cambiar una vida sedentaria y enferma por otra saludable y feliz.

Es hora de hablaros del plano emocional y mental, así como de motivaros para comenzar a incluir el deporte en vuestras vidas. Porque al igual que necesitamos comer o dormir para estar y sentirnos bien, necesitamos ejercitarnos sí o sí para llevar una vida plena y satisfactoria a todos los niveles.

¿CÓMO VENCER LAS BARRERAS Y LOS MUROS MENTALES MÁS FRECUENTES PARA INICIARNOS EN EL EJERCICIO FÍSICO? DERRIBÁNDOLOS SIN PIEDAD. MOTIVACIÓN NIVEL MÁXIMO.

La mente humana, a excepción de un minoritario número de personas especiales o al menos diferentes por su poderosa energía, ímpetu, actividad, fuerza interior y optimismo, en general suele mantener una tendencia casi innata o genética hacia la pereza, el conformismo, la pasividad, e incluso yo diría, la negatividad si no se trabaja lo suficiente a nivel interno y se pone de nuestra parte para que esto no ocurra. Nuestro cerebro, quizás influenciado (y aún muy presente en nuestras mentes) por el antiguo y prehistórico hábito mental de supervivencia permanente, casi siempre se encuentra actuando como una fuente inagotable de auto-limitaciones mentales imaginarias, miedos y temores irreales, así como creencias erróneas adquiridas con los años y con las propias experiencias de la vida o debido a la educación recibida.

Si no trabajamos adecuadamente a nivel mental e interior este inconveniente u obstáculo, nuestra mente se convierte en una espiral interminable de pensamientos negativos y perjudiciales. Y acaba quedando atrapada en ese mismo bucle sin salida durante toda la vida.

Para lograr vencer todas estas barreras mentales que fabrica nuestro cerebro, debemos trabajar a la inversa de lo que él lo hace. Es decir, debemos buscar las razones suficientes y poderosas que nos muevan hacia la actividad física. Trataremos de buscar y encontrar nuestro propio y personal "porqué". Todos tenemos grandes y poderosas motivaciones para disponernos a realizar ejercicio físico. Se trata de lograr encontrarlas mediante unas cuantas auto-preguntas simples y objetivas que sirvan para mover nuestro motor motivacional interior.

Podemos comenzar por preguntarnos a nosotros mismos sobre nuestros propios motivos o "porqués" individuales internos. ¿Cuál es el tuyo? ¿Lo quieres hacer por estética y para gustarte más tanto a ti mism@ como a los demás?, ¿Es por mantenerte saludable o poder seguir disfrutando de tu familia con la adecuada calidad de vida, aún cuando tengas cierta edad?, ¿Tal vez te gustaría volver a ponerte aquella ropa que tanto te encantaba hace unos años y que piensas que aún puedes disfrutar y lucir?, ¿Te sientes atraído o atraída por una persona especial que te gusta y a la que quieres seducir?. Ten presente y se plenamente consciente de los motivos que te están moviendo hacia el deporte, porque aunque de cara a las opiniones de las personas perezosas y críticas con la idea de hacer ejercicio físico, algunos de estos motivos puedan parecer demasiado superficiales, lo cierto es que son esos y no otros los que te están dirigiendo hacia el beneficioso hábito del ejercicio físico. Por tanto, escúchalos a través de tu voz interior porque para ti son importantes, ya que ellos son los que te están guiando hacia el camino de la salud plena.

Lo más complicado del ejercicio físico constante y disciplinado es lograr **auto convencernos mentalmente de que debemos hacerlo**. Pues una vez iniciado, son tantos los síntomas y las sensaciones positivas a nivel físico, mental y emocional, que te enganchará para siempre.

No pienses en el deporte como una obligación más, pues es lo primero que quiere tu mente perezosa que hagas. Te dirá que no es divertido, y en cierto modo tiene razón, ya que cualquier cosa que hacemos obligados, deja de ser agradable para nuestro cerebro. A la mente le gusta la diversión, la libertad de decisión, el placer y el disfrute. Por lo tanto debemos enfocar la actividad física desde el lado que nos propone nuestra mente. Se trata de enlazar pensamientos agradables al ejercicio.

Por ejemplo:

A veces cuando voy corriendo o salgo en bici, en medio de la actividad o cuando me encuentro en los momentos de mayor sufrimiento, pienso en la agradable ducha que me espera al terminar, en la sabrosa merienda que me voy a tomar cuando acabe o en el estado de relajación y placer que voy a sentir las horas posteriores a la finalización de mis ejercicios mientras me dedico a otras inquietudes más pasivas o intelectuales, como leer, escribir o meditar. También imagino mentalmente lo bien que me va sentar a nivel de confianza y seguridad personal, mi nueva forma y apariencia física. O pienso en lo profundo que voy a poder dormir esa noche gracias al gran entrenamiento que estoy realizando. El deporte, por suerte engloba una serie de enormes consecuencias placenteras a su alrededor que hacen que acabes aceptándolo como lo que es, una auténtica fuente de placer posterior a pesar del sufrimiento puntual que sentimos cuando estamos realizándolo.

Ahora te quiero poner algunos ejemplos de pensamientos que seguramente hayas experimentado en muchas ocasiones y que cómo entenderás, sólo han conseguido que sigas con la tendencia mental negativa que sientes cuando piensas en el ejercicio físico. Seguramente has pensado muchas veces "debería hacer ejercicio ahora porque si no me pongo, nunca voy a estar en forma". Ese tipo de pensamiento tiene una connotación errónea a la hora de iniciarnos en el deporte, ya que estamos considerando al ejercicio como una obligación lo más parecida a un trabajo. Y como ya sabes, eso no es nada divertido. Otro pensamiento limitante es pensar en lo que te ocurrirá si no haces deporte, auto amenazándote de los problemas que vendrán si no eres capaz de ejercitarte habitualmente. Con esos pensamientos repetitivos en tu cabeza, lo único que crearás serán imágenes tuyas como una persona fuera de forma, poco ágil y por lo tanto, poco predispuesta para el deporte. Como ves, con ese tipo de pensamientos, solamente estás creando sentimientos negativos asociados al deporte. Pues lo que debemos hacer es exactamente lo contrario, iniciar nuestra transformación mental interior para volvernos personas optimistas a través de los pensamientos positivos que engloban al ejercicio físico. Como por ejemplo, pensar en lo bien que te verás físicamente y cómo te sentirás emocional y anímicamente una vez que te encuentres habituado a la actividad física y se haya convertido en parte importante de tu vida.

AHORA VAMOS A DISPONERNOS A ROMPER LAS CREENCIAS MÁS HABITUALES DE LAS PERSONAS PEREZOSAS PARA EL DEPORTE.

- **NO TENGO SUFICIENTE TIEMPO PARA HACER DEPORTE.** Todo el mundo puede sacar 30 minutos al día para ejercitarse de una u otra forma. Incluso se pueden utilizar tiempos o intervalos de 10 minutos en ciertos momentos del día donde podamos disponer de ellos para realizar muchas de las actividades físicas que tenemos a nuestro alcance, por ejemplo una pequeña caminata a buen ritmo por los alrededores de tu barrio o mientras te dispones a terminar tus tareas u obligaciones diarias. También es una muy buena opción realizar ejercicios en casa, como pueden ser ejercicios básicos de abdominales, sentadillas, flexiones, etc…, mientras se hace la comida o durante el descanso en tu trabajo. Si tienes una jornada laboral partida, quizás puedas encontrar intervalos entre tu jornada. Otra buena y muy recomendable opción para encontrar espacios libres de tiempo, es madrugando (el ejercicio físico vespertino produce una activación efectiva del cuerpo y la mente para encarar la jornada con mayor energía y vitalidad). Si entras a trabajar demasiado temprano, puedes dejar la actividad física para después de tu jornada laboral. Prepara tu macuto con la ropa deportiva y tus zapatillas runner para cambiarte y prepararte para hacer deporte justo al acabar tu trabajo, o bien dirigirte a tu gimnasio desde el mismo lugar donde trabajas. Debemos aceptar que la excusa de "no tener tiempo", en el 99% de las personas es sólo eso, una excusa más para no ponernos en marcha. Utiliza la creatividad para sacar el mejor provecho de tu tiempo. Si no tienes tiempo suficiente para hacer una rutina completa, ¡no sufras!, divídelo en varios intervalos cortos pero intensos (de 10 o 15 minutos) como te he indicado anteriormente. ¿Sabías que realizar varias caminatas intensas de 10 minutos durante todo el día, equivale casi al mismo gasto calórico que salir a correr 45 minutos seguidos?. Levántate más temprano y toma 30 minutos de tiempo dos veces a la semana para tus ejercicios. Coloca la ropa deportiva al lado de la cama para que la veas antes de dormir y justo al despertar. No tendrás excusa alguna para no hacerlo. Y una vez que te hayas adaptado a esa rutina, puedes agregar uno o dos días más a tus entrenamientos durante la semana. Intenta coger menos el coche y camina más. Una buena técnica puede ser aparcar más lejos de donde se encuentra tu destino y realizar ese trayecto a pie de forma intensa.

Si tienes libres los fines de semana, reorganiza los sábados y domingos, y tal vez así, puedas incluir una sesión de ejercicio extra durante alguna de las mañanas del fin de semana. Realiza un entreno rápido pero intenso. Está demostrado científicamente y mediante estudios de investigación en el deporte, que la técnica de "menos tiempo, más intensidad", puede suponer incluso una mayor pérdida de calorías que si hiciéramos una jornada interminable en el gimnasio. En el capítulo sobre los diferentes ejercicios que te propongo más adelante, te hablaré de ellos.

Elimina de tu mente la falsa excusa "no tengo tiempo". Desarrolla y ejercítate con una rutina deportiva que involucre todos los músculos de tu cuerpo en tan sólo unos minutos. Más adelante te hablaré también de ellas de forma concreta y más profunda para que comiences a realizarlas.

El hecho de que una tabla de ejercicios sea larga, no significa que sea buena. Y el hecho de que sea corta, no significa que sea mala. ¡Deshazte de esos conceptos erróneos!

Involúcrate en tipos de entrenamientos a intervalos. Si tu agenda está completamente llena, este es el entrenamiento adecuado para ti. Ahora te hago un adelanto para que te vayas familiarizando con estos entrenamientos tan particulares.

El entrenamiento a intervalos de alta intensidad es uno de los entrenamientos quema grasa más rápidos del planeta (al menos por ahora). Sólo tienes que alternar ejercicios súper intensos con descansos. El ejemplo más sencillo es el de: 30 segundos completos en la cinta caminando a buen ritmo, seguidos de 20 segundos de descanso. También puedes hacerlos durante el entrenamiento anaeróbico con las mancuernas (pesas) y otros elementos disponibles en el gimnasio o durante tus salidas para correr por la calle.

- **EL DEPORTE ES ABURRIDO.** Todos conocemos muchos tipos de deportes. Es más sencillo de lo que creemos. Se trata de escoger los que realmente nos gustan más. Lo bueno del ejercicio, es que cualquier actividad que nos haga movernos es buena. Lo ideal es variar entre las distintas actividades y ejercicios. A mí me divierte mucho más alternar el running junto con la bici y el gimnasio, que hacer solamente una actividad en concreto. Si un día voy al gimnasio a ejercitar brazos, espalda, hombros o pecho, al día siguiente salgo a correr o en bicicleta para entrenar las piernas mientras descanso de cintura para arriba. Y al siguiente día de haber salido a correr o en bici, vuelvo al gimnasio mientras descansan mis piernas del día anterior.

  Esa es la forma más efectiva que conozco a la hora mezclar el deporte aeróbico con el anaeróbico. Otras personas prefieren jugar a deportes de equipo como el fútbol, baloncesto, tenis, etc... y otras hacen escalada, senderismo o buceo. Da igual lo que elijas, lo importante es que trates de divertirte con lo que haces, ya que esa diversión será lo que te mantenga motivado para seguir practicándolo. Te aconsejo que explores actividades diferentes y desconocidas, incluso aquellas que nunca te habías planteado. Te puedes llevar una grata sorpresa descubriendo algún deporte nuevo que nunca te habías imaginado haciendo. Visita club y centros deportivos, conoce a las personas que se encuentran haciendo deporte allí, habla con ellas y pregúntales por sus actividades y sus preferencias. Quizás tu afición al deporte pueda venir por apuntarte en alguna liga deportiva o en algún tipo de clase especial sobre alguna disciplina física nueva o diferente. Es necesario que explores y que sigas conociéndote a ti mismo para poder saber donde se encuentran tus actividades deportivas favoritas, ya que esas serán las que te proporcionarán mayor motivación.

- **NO QUIERO EXPONER MI APARIENCIA FÍSICA ACTUAL DONDE PUEDAN ESTAR MÁS PERSONAS ENTRENANDO.** Todo el mundo se ha encontrado bajo de forma alguna vez en su vida y no ocurre nada por eso. Somos seres sociales por naturaleza y en cierta manera, (unos más y otros menos) estamos influenciados, queramos reconocerlo o no, por las opiniones de las demás personas. Y en mayor medida por las de las personas que más queremos o que se encuentran en nuestros círculos o entorno más cercano.

LuisGarre

Más que pensar en lo que otros puedan opinar o decir sobre tu actual apariencia física, que en realidad te debe dar igual a la hora de tratar de mejorar tu propia salud, te recomiendo que te centres y que pongas toda tu atención en el beneficio que le vas a otorgar a tu sistema cardiovascular y en lo fuerte que vas a poner tu cuerpo gracias a tu nueva disciplina y hábito adquirido. Si para comenzar a introducirte en el deporte, prefieres hacerlo sólo o sin multitudes, perfecto. Lo importante es que te sientas bien desde el principio. Ya habrá tiempo de exhibir tu nuevo aspecto físico al mundo. Aunque no olvides nunca que de lo que se trata es de gustarte a ti primero y de sentirte bien por fuera al igual que por dentro. Lo de gustar a los demás está muy bien, pero debe ser una consecuencia colateral de lo primero. Puedes comenzar con sesiones de videos en casa o preparando tus primeros ejercicios al aire libre y en zonas donde te sientas cómodo/a, como puedan ser parques amplios o vías y senderos para comenzar a trotar o caminar. Hoy, gracias a internet tenemos a nuestra disposición miles de videos explicativos para comenzar a practicar ejercicios desde cero en tu propio salón de casa o en una habitación que dispongas para acondicionarla y practicar en ella.

Ese puede ser un buen inicio para comenzar a coger la forma física desde cero. Puedes empezar por una bicicleta estática o una cinta para correr, siempre que seas de los que no necesitan el estímulo de otras personas para motivarte en la práctica deportiva. Te recomiendo que antes de iniciar tu actividad, valores y reflexiones sobre tu propio carácter y personalidad. Pues como sabes, hay personas que necesitan el incentivo de otras para comenzar a entrenar y las hay quienes prefieren la intimidad en sus entrenamientos. En las tiendas online tenemos bicicletas estáticas muy económicas para comenzar a coger la forma en nuestra propia casa. Podemos también incluso visualizar clases de spinning por internet para que nos guíen y nos sirvan de ayuda en los inicios. Pero debes ser consecuente con el hecho de que no necesitas el estímulo de otras personas para iniciarte sin problema en la actividad física, ya que si eres del perfil de los que necesitan de otras personas para iniciar tu actividad y así poder encontrar una mayor motivación, aliciente o gancho, esta opción no será la ideal para ti. La mejora de tu forma física traerá asociada de inmediato un aumento de tu confianza y por consiguiente, te sentirás con mayor seguridad a la hora de iniciarte en actividades colectivas y grupales junto a otras personas. Más tarde o temprano, quizás llegue el momento de apuntarte al gimnasio y dar comienzo así a tus sesiones y clases específicas junto a monitores y alumnos. Esto te servirá para seguir aprendiendo y mejorando tu propia forma física, a la vez que podrás hacer nuevas amistades e influencias fuera de tu entorno habitual.

- **ACABO MUY CANSADO DESPUÉS DEL TRABAJO.** ¿Sabes que una de las cosas que más energía nos proporciona a las personas es realizar deporte de forma habitual?. Tal vez y precisamente tu falta de energía se deba a la ausencia de ejercicio físico en tu rutina diaria. Lo bueno del deporte es que sus beneficios son casi inmediatos. Cuando comiences, pronto notarás como aumenta tu energía diaria en todos los ámbitos de tu vida, no solo durante tus rutinas deportivas. **El círculo del deporte conlleva**

salir de ese estado de adormecimiento de tu cuerpo y de tu mente. Fíjate y observa a las personas que son muy activas físicamente, también lo son en su vida cotidiana haciendo otras actividades y tareas. En su trabajo, en sus hobbies y mientras disfrutan de su tiempo de ocio, siguen con la misma energía que emplean para hacer deporte. Son personas más alegres y optimistas que la mayoría, descansan mejor por la noche, viven más relajados y afrontan los contratiempos de su vida con mejor predisposición, carácter y actitud. Las personas activas físicamente, son más creativas y su calidad de vida es superior a la de la media. En definitiva, disfrutan y aprovechan mejor la vida.

- **<u>SOY DEMASIADO VAGO PARA EL DEPORTE</u>.** Nuestro cuerpo requiere de procesos de adaptación tanto a nivel físico, fisiológico y mental. Y es por ello por lo que si deseamos mantenernos en forma, no será suficiente ni mucho menos el realizar ejercicio físico solamente de vez en cuando. El principal obstáculo que encuentran las personas que se inician en la actividad física, lo suelen crear ellas mismas. Se trata del contratiempo que aparece cuando pretenden "comenzar a lo grande". Ese es un grave error en cualquier inicio a la actividad física. Debemos de ser conscientes y realistas de nuestra actual forma física. El cuerpo es un engranaje complejo que necesita coger la forma de una manera correcta, de menos a más. Establecer expectativas realistas con respecto a los primeros resultados y las sensaciones físicas de nuestra nueva vida deportiva, es fundamental para no caer en el abandono o la desidia. Por eso, el entreno debe hacerse de forma progresiva. Es muy fácil caer en el error de creernos capaces de comenzar con 45 minutos de carrera el primer día, después de llevar meses o incluso años sin correr. Esto sucede simplemente porque pensamos que a nuestra edad, esa es una marca y un tiempo asequible y fácil de conseguir incluso desde el inicio.

Introducirnos y comenzar a practicar deporte de forma regular sin ser conscientes de nuestro estado actual de forma física, puede llevarnos fácilmente a la frustración inminente y al temido abandono. Para adaptarnos a nuestro cuerpo y su actual forma física de manera natural, debemos escucharlo atentamente. Se trata de trabajar a favor de nuestra propia naturaleza y no contra ella. Si tu estado físico no es del todo bueno y careces de forma física, debes empezar por entrenar en busca de un mínimo tono muscular, realizando ejercicios básicos y simples. Para comenzar a mejorar tu capacidad aeróbica, te recomiendo que lo hagas con trotes suaves en la cinta de correr o bien sobre la bicicleta estática o la elíptica, alternando descansos con series o intervalos de ejercicios. No olvides nunca realizar ejercicios de calentamiento antes del inicio de la actividad, así como estiramientos a la finalización de cada entreno. Se trata de preparar tu cuerpo, (músculos, articulaciones, pulsaciones y aparato cardiovascular y respiratorio) para la actividad física. Pasar de cero a cien, no es lo adecuado cuando se trata de nuestro cuerpo y su debida adaptación progresiva a la actividad física. Con respecto a los estiramientos, también te hablaré de ellos más adelante, pero ya te adelanto que lo recomendable es realizarlos al final de tu entrenamiento y no al principio, pues después de muchos estudios y controversia sobre este tema, hoy ya sabemos que la forma adecuada de estirar es al concluir nuestro entrenamiento. Estirar antes de entrenar, **no está demostrado que ayude a prevenir lesiones**, ni a frenar el dolor muscular después de hacer ejercicio, ni mejora nuestro rendimiento. Algunos estudios han determinado que el estiramiento estático antes de hacer ejercicio **puede debilitar el rendimiento**. Por lo tanto, estiraremos siempre al finalizar nuestra actividad. Ese será un buen momento para estirar. A decir verdad, el mejor. Y todo esto es por varias razones lógicas: todo el mundo es **más flexible después del ejercicio** debido a que se ha producido un aumento de la circulación sanguínea en los músculos y las articulaciones, por lo que en ese momento los estiramientos **serán bienvenidos**.

Como consejo, antes de estirar tras el ejercicio podríamos **caminar alrededor de la zona** de entrenamiento uno minutos para refrescarnos y realizar la vuelta a la calma de nuestro sistema cardiovascular. El estiramiento o flexibilidad debe ser una parte más de un programa regular de entrenamiento. Se debe añadir en toda rutina de ejercicios. Los estiramientos son fundamentales para evitar lesiones y para ayudar a nuestros músculos a relajarse tras un gran esfuerzo.

Para iniciarnos en el deporte debemos buscar un ejercicio adecuado y a una intensidad moderada donde sintamos que estamos trabajando bien, pero sin forzar demasiado "la máquina". Progresaremos poco a poco hasta alcanzar el tiempo y el nivel deseado. ¿No sabes qué deporte hacer?, ¿A qué gimnasio ir?, ¿Qué ropa ponerte?. No te preocupes por eso ahora, empieza por practicar unos ejercicios básicos y sencillos en casa, con la ropa con la que tú te sientas más cómodo o cómoda y en el horario que a ti te venga bien. Puedes ser flexible en los horarios, pero oblígate a cumplir unos objetivos diarios. Eso te mantendrá motivado para superarte a ti mismo/a y así disfrutarás de los resultados mucho antes.

- **NO SOY UNA PERSONA ATLÉTICA NI TENGO LA GENÉTICA NECESARIA PARA EL DEPORTE.**
Levantarse temprano para salir a correr, montar en bici

o ir al gimnasio, como habrás adivinado, no es una cuestión de genética. Es debido a una cualidad imprescindible y necesaria para afrontar cualquier tipo de reto que pretendamos alcanzar en la vida y se llama **fuerza de voluntad**.

Rompe ya y desde ahora mismo con esa creencia. Conozco muchos casos de personas menos beneficiadas de eso que llamamos "genética", y que se han convertido en grandes deportistas. Incluso mucho más preparados y en mejor forma que otros con factores genéticos a priori mejores. Poseer una cualidad atlética no es ningún requisito necesario para convertirnos en buenos deportistas. La competencia en el mundo de la actividad física debe ser exclusivamente con nosotros mismos. No te centres en las comparaciones con otros deportistas, cada uno sigue su propio camino y aunque suene muy tópico, lo cierto es que solamente compites contigo mismo. Más que en competir con otros, simplemente enfócate en los cambios positivos que le estás proporcionando a tu cuerpo y a tu mente, pues ahí es reside el verdadero motor de tu motivación.

- **NO PUEDO PAGAR UN GIMNASIO.** Bien, como habrás entendido, no poder pagar un gimnasio debido a cuestiones económicas, no es una creencia mental. Más bien puede definirse como una realidad dentro de nuestra propia situación económica actual, pero ni mucho menos se debe convertir en un impedimento u obstáculo que nos frene ejercitar nuestros músculos. Hoy en día y gracias a la siempre beneficiosa imaginación que todos tenemos a nuestra disposición, tenemos la excelente posibilidad de crear nuestro propio gimnasio tanto en casa como en la calle y al

42

aire libre. A través de internet podemos encontrar innumerables ejercicios para hacer en casa. Por ejemplo, empleando garrafas de agua, cajas de leche o incluso llenar botellas de plástico de arena para realizar ejercicios variados de tonificación muscular. También puedes adquirir utensilios súper económicos o de segunda mano en tiendas online, como pueden ser bandas de resistencia elásticas, mancuernas, balón de pilates, etc... Gracias a internet, tenemos a nuestra disposición miles de videos explicativos que nos darán muchas ideas para realizar ejercicios caseros como por ejemplo sentadillas con tu propio peso, varios tipos de flexiones, ejercicios para hombros, bíceps, tríceps, etc...Y para el ejercicio aeróbico, puedes igualmente seguir tutoriales de internet dedicados al cardio-kickboxing, yoga o taichi. Como ves, lo de no poder pagar un gimnasio tampoco es una excusa para no ponerte en marcha. Para los que prefieren el aire libre y la calle, hoy tenemos a nuestro alcance en cualquier ciudad o incluso pueblo de nuestro país, barras, soportes y espacios exclusivos dedicados a la actividad física y deportiva. El entrenamiento deportivo con nuestro propio peso, es algo que me parece buenísimo para mantener una adecuada tonificación muscular. En los parques de las ciudades y núcleos urbanos, tenemos todo lo necesario para hacer flexiones, sentadillas, dominadas, fondos, tríceps o bíceps. Incluso observando a los propios deportistas que utilizan estos espacios, podemos aprender lo suficiente para iniciarnos en la gimnasia de la calle, cosa que me parece de lo más motivador cuando lo haces escuchando tu música favorita en los auriculares y disfrutando del ambiente de la ciudad. Una de las cosas que siempre hago cuando visito por primera vez una ciudad, es salir a explorarla con mis zapatillas de correr. Me apasiona correr por las ciudades para conocer cada rincón mientras realizo ejercicio, es la forma más rápida de estructurar toda la ciudad en mi cabeza, a la vez que conozco sus calles, atajos, cruces y lugares. También me gusta mucho buscar parques donde vayan habitualmente los deportistas a ejercitarse, pues me suelen aportar ideas nuevas para mis ejercicios, a la vez de que, al verlos trabajar su forma física, me sirve de motivación e incentivo para tratar de mejorar la mía propia.

- **ME DA MIEDO LESIONARME**. ¿Prefieres enfermar de inactividad o lesionarte de vez en cuando ejercitando tu cuerpo como lo hacen los deportistas?. Cuando comenzamos a realizar ejercicio físico después de mucho tiempo sin hacerlo, debemos empezar despacio y sin prisas. Con un programa de entrenamiento simple como puede ser trotar unos minutos y alternarlos con caminar y vuelta a trotar, puede ser suficiente para ir cogiendo una forma física correcta. Así debe de ser el comienzo de nuestra actividad deportiva durante las primeras dos semanas aproximadamente. Recuerda que el cuerpo, los músculos y tú "motor", (corazón y pulmones) necesitan una adaptación lógica y progresiva. En la medida que te sientas más confiado o confiada, puedes iniciar nuevas actividades aumentando la intensidad y la duración de las mismas hasta llegar a pequeños objetivos realistas y adaptados a tu nueva forma física. También puedes probar con clases en el gimnasio para principiantes desde cero. Allí te pueden ayudar para que el inicio a la actividad deportiva sea más controlado y satisfactorio para tu cuerpo. Asesórate con un profesional que monitoree tus movimientos o con un amigo que tenga gran experiencia en el deporte.

Siempre hay personas dispuestas a dar buenos consejos y a servirnos de guía para que nuestros principios deportivos sean los correctos. Con este libro vas a tener información suficiente para comenzar con una buena base a nivel teórico y también práctico, pero después tendrás que integrarte de lleno en el mundo del deporte, hablando con personas acostumbradas a practicarlo cada día y con monitores o profesionales de la actividad deportiva para seguir creciendo en tus objetivos. Si tienes alguna lesión antigua, asegúrate de ser valorado por un médico deportivo o fisioterapeuta para que realices unas actividades específicas antes de aumentar tu actividad física. Cuando comenzamos a entrar en la dinámica deportiva diaria, nuestro cuerpo se vuelve fuerte, resistente y menos propenso a lesiones. Las lesiones deportivas en niveles de aficionados, suelen llegar debido a no calentar antes de iniciar los ejercicios o no estirar lo suficiente al finalizar cada sesión. También se producen lesiones por consecuencia del sobre entrenamiento descontrolado y sin los descansos necesarios. Las lesiones son parte del deporte, al igual que los contratiempos lo son de la propia vida. Debemos tomarlas como algo natural y no tenerles ningún tipo de miedo. Al final, la recuperación acaba llegando y la vuelta a la actividad también. Confía en tus propias sensaciones cuando hagas deporte. El cuerpo siempre avisa para que pares o bajes el ritmo si no es el adecuado a tu condición física actual. Cuando lleves un tiempo entrenando, te resultará muy sencillo detectar los primeros indicios de alguna que otra posible lesión. La propia actividad física recuperadora, mejora considerablemente cualquier lesión deportiva. Por eso, cuando un deportista se lesiona, rápidamente comienza con un tratamiento activo y sólo realiza un parón en su actividad física el tiempo estrictamente necesario para la recuperación antes del inicio y vuelta al ejercicio. Los tendones, ligamentos y músculos después de sufrir una lesión, se "engrasan", lubrican y regeneran antes gracias a la propia actividad física.

- **MI SERES QUERIDOS NO APOYAN MI NUEVA VIDA DE DEPORTISTA.** Quizás al principio de tu nueva faceta deportiva, tu familia, pareja o amigos, hagan comentarios contrarios a tu reciente vida de deportista disciplinado o disciplinada. A las personas en general, nos cuesta mucho aceptar los cambios de la gente que queremos, eso suele ser algo intrínseco a todos nosotros. Somos muy propensos a no querer cambiar costumbres y modos de vida debido a nuestros propios miedos internos a lo desconocido. Otro gran defecto que tenemos es el de juzgar, criticar u opinar sobre las personas que conocemos y sus nuevos hábitos. Cuando los cambios de hábitos de vida que hacemos, son diferentes o incompatibles a los que llevan las personas más cercanas y queridas de nuestro entorno, la crítica no se hace esperar. Mi consejo es que busques personas que también se encuentren en la misma dinámica deportiva que has iniciado tú, y para los que el deporte sea algo rutinario e importante en sus vidas. Aléjate de la opinión de personas que no realizan ningún tipo de actividad y rodéate de nuevos círculos de amigos que les guste el deporte. Lo que menos necesitas ahora es tener cerca personas sedentarias o contrarias a la actividad física "dándote la lata" con comentarios despectivos o negativos hacia tu nuevo rumbo vital. Una buena opción es involucrar a tus hijos y a tu pareja en el deporte. Normalmente, cuando uno de los dos en la relación ha decidido dar el primer paso y cuidarse físicamente, su pareja siempre acaba siguiendo los mismos hábitos saludables que él o ella, por lo que surgen nuevas oportunidades para disfrutar en juntos o incluso con los hijos. Hay muchas posibilidades nuevas que aparecen en el horizonte, como pueden ser rutas de senderismo en la naturaleza o salidas en bici durante el fin de semana. Podéis participar juntos e inscribiros en clases de ejercicios para padres e hijos, organizar planes de picnic con la familia, realizar actividades al aire libre como escalar, caminar por la naturaleza, patinar, hacer algunos ejercicios de yoga suaves y divertidos creados para los niños, etc...(en you tube puedes encontrar muchos de estos ejercicios totalmente gratis para que comencéis a inculcarlos poco a poco en vuestra familia). Estaréis realizando actividades saludables a la misma vez que puede servir de gran diversión para todos.

Qué hacer y cómo empezar a mover el esqueleto. Ideas para perezosos y vagos.

Motivación. "Estrategias y consejos prácticos".

Muchos amantes del deporte memorizan de forma consciente en su cabeza frases motivadoras de grandes deportistas que les ayudan a comenzar cada entrenamiento, al igual que determinadas canciones musicales, películas o videos. Y por supuesto, en el ámbito deportivo también existen las metas y los objetivos por los que luchar y con los que cada uno de los que nos sentimos deportistas, aunque sea a nivel aficionado, soñamos alcanzar. Las metas pueden ser de todo tipo. Para algunos será llegar a completar una maratón, para otros aguantar el ritmo de los más fuertes del grupo de ciclistas y amigos con los que sale, para otros mantener la constancia y seguir sumando días, semanas y meses a su nuevo hábito adquirido, otros querrán simplemente superarse a ellos mismos, y así podríamos seguir con una lista interminable de retos, metas y objetivos por los que hacer deporte etc...

Una buena forma de traer nuestras propias motivaciones al momento presente y sacarles el máximo partido, mientras nos encontramos en los instantes de mayor esfuerzo y sufrimiento deportivo, es ser plenamente conscientes a nivel mental de que cada pequeño esfuerzo cuenta, de que cada pequeña meta alcanzada es importante. Se trata de movernos a través de la técnica motivadora de las **pequeñas metas** en vez de visualizar el objetivo a nivel general. Por ejemplo, para los que hacen una maratón, no piensan en los 30, 35 o 40 kilómetros que les falta para llegar a la meta, sino que progresan mientras se concentran en mantener el ritmo adecuado kilómetro por kilómetro. Es decir, su siguiente meta es el siguiente kilómetro, ya que es un objetivo fácil de conseguir y que se encuentra a su alcance a pesar de la fatiga. Digamos que la estrategia consiste en una especie de auto engaño consciente a la mente, para no pensar en los aspectos negativos de nuestro cerebro cuando se dispone a inclinarse hacia los pensamientos perjudiciales como podrían ser "...me quedan 30 kilómetros aún y ya me encuentro cansado" o "...no voy a poder terminar con la distancia que aún me queda por recorrer". Por el contrario, una mente predispuesta a luchar por el objetivo marcado, debe centrarse en cada "mini meta", con pensamientos como los que siguen: "...me encuentro en el kilómetro 12 y mi objetivo es llegar al 13 manteniendo las fuerzas y el ritmo actual", o por ejemplo: "...si ya he llegado al kilómetro 27, ahora debo afrontar el siguiente y ya me encuentro cerca del 30, desde ahí al 42 ya solamente me quedan 12 y después de haber recorrido ya 30 kilómetros, nada me va detener hasta mi objetivo". Todos estos ejemplos de pensamientos positivos, motivadores, optimistas y enfocados a nuestro objetivo, serán los que nos mantengan en "la lucha" hacia nuestra meta sin desfallecer ni caer en la desmotivación y el abandono.

Recuerda siempre que **la fuerza mental y la adecuada motivación, tienen inmensa importancia en la consecución o no de nuestros objetivos deportivos.**

Busca música que te motive.

Usar música que despierte nuestra motivación es una de las herramientas favoritas y más utilizadas por los deportistas para encarar sus entrenamientos diarios. Sin duda, estamos de acuerdo en que la música mueve sentimientos y emociones. La correcta motivación debe despertar en nosotros las emociones adecuadas para la actividad física. ¿Y qué mejor que hacerlo con las canciones que más nos predispongan para el ejercicio?. En mi opinión, la mejor música para hacer deporte se encuentra en el rock, aunque como dice el dicho, "para gustos colores". Descubre la música que a ti te haga mover el esqueleto y prepáratela en tu lista de reproducción a conciencia. No sólo sentirás que eres el protagonista de tu propia película al estilo Rocky, sino que además verás que el tiempo de entrenamiento pasa más rápido y tu energía se mantiene durante todo el entreno al nivel adecuado.

Todo lo que se usa en demasía pierde su poder. Y eso también se aplica a la música. Crea una lista nueva cada cierto tiempo con todas esas canciones que te inspiran cuando notes que la que llevas en tus cascos, la tienes demasiado escuchada y ya no te motiva igual que al principio. Ese cambio de música, le dará un "aire" nuevo y renovado a tu entrenamiento. Te aseguro que tendrás mucha más energía y tus fuerzas se verán intensificadas. Las emociones son las que mueven a las personas. La música puede ser una buena opción para que broten de tu interior nuevas emociones que te hagan mantener la chispa del deporte encendida continuamente.

Como te dije antes, trata de establecer pequeñas metas durante tu sesión de entrenamiento y que estas sean alcanzables para así, auto premiarte con cada pequeño objetivo alcanzado. Se trata de entrenar tu cerebro a la misma vez que entrenas tu cuerpo. Mientras te ejercitas, no solo te centres en tu cuerpo, pues tu mente también necesita incentivos y renovadas motivaciones cada cierto tiempo. Cuando te des cuenta de todo lo bueno que te aporta el ejercicio, obtendrás la fuerza necesaria para seguir adelante y para no dejar de hacerlo nunca más.

Lo peor de hacer algo que no nos gusta es estar pensando todo el día que tenemos que hacerlo. Es por eso que la mejor hora del día para ejercitarte es la mañana. No sólo porque tu cuerpo te agradecerá después enormemente ese esfuerzo con un aumento considerable de energía y armonía, sino porque además, ya te podrás olvidar del ejercicio para el resto del día y disfrutar de la tarde libre para tu tiempo de ocio o inquietudes personales o intelectuales.

TÉCNICAS EFECTIVAS Y MOTIVADORAS PARA ACABAR SIENDO UN YONKI DEL DEPORTE.

Un día de lluvia, una jornada de trabajo agotadora, demasiado calor, estar solo o con más gente, mucho frío, etc... Si nos centramos en los inconvenientes habituales para no hacer deporte, es increíble lo rápido que se encuentran motivos para dejar el ejercicio de lado. Pero no, la principal razón es solo una: la **pereza.**

TÉCNICAS PARA MOTIVARNOS EN EL DEPORTE.

Mira artículos, revistas, videos o programas deportivos para motivarte. Involúcrate de lleno en tu nueva actividad, aprende de los que llevan haciendo deporte toda la vida, escucha lo que dicen ellos sobre sus beneficios y las emociones que les produce la actividad física. Ojea revistas, artículos, libros, etc... Todos necesitamos encontrar nuestras propias motivaciones para alcanzar una disciplina y constancia correcta. Y para eso, debemos poner de nuestra parte e interesarnos por aprender, investigas, preguntar y experimentar aquello nuevo que queremos integrar en nuestra vida.

Come de forma sana. Si comes sanamente, te sentirás más sano, y cuando te sientes más sano ¿adivina qué ocurre?, ¡efectivamente!, tendrás más ganas de hacer ejercicio.

Además de comer de forma saludable como hábito diario, ¡desayuna adecuadamente!. El desayuno correcto, no sólo te dará energía durante todo el día, sino que también te ayudará a mantener un peso saludable y a mantenerte fuerte. ¡Ah!, y toma mucha agua también. Justo al despertar bebe un vaso de agua cada día antes de ingerir ningún otro alimento, es decir, en ayunas. Cuando amanece y despertamos, es momento de hidratar a nuestro cuerpo y lo mejor que podemos darle antes de desayunar es agua.

Cómprate una equipación deportiva nueva. Parece una tontería pero no lo es. Cuando hayas iniciado tu rutina y lleves unas cuantas semanas, ve y comprarte ropa deportiva, zapatillas o cualquier otro producto relacionado con tu nueva actividad física. Te servirá de estímulo y motivación extra para iniciarte en las mejores condiciones posibles en tu nueva vida. ¡Prueba y me cuentas!, ve a comprar ropa nueva o complementos para hacer ejercicio, una parte de ti estará ansiosa por ir a lucirla.

Mantén un registro diario. ¿Así que ya le has dicho a todo el mundo sobre tu plan de hacer ejercicio?, ¡genial!, ahora es momento de llevar un registro de tu progreso. Querrás tener números concretos y recordarlos para informarte y conocer todos tus progresos, e informarles a los demás después de tus logros. Es inevitable, somos animales sociales por naturaleza y necesitamos hacerlo. Puedes llevar tu registro diario en papel, en el ordenador, en el móvil, en tu reloj deportivo o incluso en un blog en Internet en el que todo el mundo pueda entrar, ver y comentar ¿por qué no?.

Lee revistas, blogs e historias de éxito. Aunque puedas pensar que te morirás de envidia, te sorprenderás cuando lo hagas. Leer sobre el tema en cuestión puede ser la motivación que necesitas. Te mantiene pensando en el ejercicio y te muestra lo factible que es. Además, aprenderás de lo que leas, haciendo que estés más informado y seas más habilidoso en tus rutinas deportivas. Ver los logros de los demás, nos ayudan y motivan para conseguir los nuestros propios. Ya sabes, ¡si ellos pueden, tu puedes!, no lo dudes nunca. Son personas normales igual que tú, simplemente han desarrollado un hábito a base de esfuerzo y disciplina, la misma que tú estás empleando ahora.

Rodéate de gente que te motive. El entorno de cualquier persona está lleno de gente que quiere que fracases y de gente que te quiere ayudar con tus progresos, se trata de identificar a las personas adecuadas y alejarse de las tóxicas. Los sentimientos de envidia, odio, amor, generosidad, etc... conviven y se encuentran presentes entre las personas de nuestro alrededor. Por desgracia existen personas que son inseguras, infelices o simplemente crueles. Evítalas. Sabes quiénes son. Si los escuchas, lo único que te aportarán será que ese proceso en el que te encuentras involucrado, se convierta en algo mucho más difícil de lograr. No vale la pena.

Hacer ejercicio por suerte, es algo muy común hoy en día. Si no es el ejercicio, es la dieta. Parece que nadie está contento con su apariencia o con sus actuales niveles de salud a nivel general. ¡Úsalo a tu favor! ¿Tienes un grupo de compañeros de trabajo, amigos o familiares que están pasando por la misma situación? ¡Sugiéreles que formen un equipo!, ¡la motivación grupal funciona!, hoy en día la gente queda para salir a correr o en bici por los grupos de washapp, y esto realmente es muy beneficioso para los más perezosos porque siempre hay alguien que propone salir casi todos los días y eso ayuda a vencer la pereza. Hay personas que son verdaderos motivadores entre el grupo y animan al resto, no dudes en incluirte en esos grupos y acabarás siendo tú el que proponga nuevos retos. Todos pueden compartir sus ideas para apoyarse mutuamente. Después de todo, la unión hace la fuerza entre las personas.

A continuación quiero hacer un inciso para aquellas personas que no pueden realizar ejercicio físico moderado debido a circunstancias de fuerza mayor.

Motivación y estrategias para personas que no pueden realizar ejercicio moderado debido a la edad, impedimentos de salud importantes, inconvenientes serios de tiempo….

Todos sabemos que debemos hacer ejercicio y evitar el sedentarismo, pero a la hora de la verdad, en nuestro día a día es difícil encontrar un hueco para ese "ejercicio moderado" que muchas veces ni siquiera sabemos exactamente en qué consiste. Afortunadamente, existen multitud de gestos cotidianos que pueden ayudarnos a convertir en nuestro "gimnasio particular" el rincón más insospechado, facilitándonos la vida y ayudándonos a estar en forma.

Descubre cuáles son:

Ejercicios para personas que no pueden ejercitarse de forma moderada a un nivel medio o bajo pero que sí pueden caminar y hacer sus tareas normales de cada día.

- Olvídate del ascensor y de ir en coche a sitios que tengas a menos de diez o quince minutos. Las escaleras son tu mejor aliado para mantenerte en forma. Subir escaleras es un gran ejercicio aeróbico donde tu corazón se pone en marcha y subes pulsaciones mientras asciendes pisos.

- Camina, camina y camina: Caminar es el ejercicio más sano que existe. Caminar a paso ligero es un gran entrenamiento. Los expertos recomiendan realizar una caminata a paso ligero de unos 40 minutos diarios como mínimo tres veces a la semana. ¿No encuentras el momento para hacerlo?

Pues saca tiempo con los siguientes trucos:

Intenta ir andando a cualquier parte que sea posible siempre que dispongas del tiempo suficiente. Aparca más lejos de tu trabajo o casa o del sitio al que tengas que ir y aprovecha para darte un buen paseo.

Si has quedado con alguien en la calle que llega tarde, aprovecha para ir de arriba abajo de la calle o dar una vuelta alrededor de la manzana.

- **Pasar la aspiradora, barrer**... Si lo haces con ganas y energía, <u>las tareas de la casa te pueden ayudar a mantenerte en forma a la vez que ordenas y limpias la casa</u>. Puede ser una de las actividades más productivas que hagas. Prueba a tomarte la limpieza como un ejercicio deportivo y te aseguro que romperás a sudar y a quemar calorías de inmediato.

- **Televisión off**: ¿Te has planteado alguna vez la de tiempo que pierdes viendo la tele? Aprovecha este rato para hacer ejercicio. Si tienes una bicicleta estática en casa o una cinta de correr, ¡úsala! .También puedes realizar ejercicios de yoga, estiramientos, abdominales, flexiones...(es tan sencillo como buscar clases online y ponerse en marcha).

- **¡Baila!**: Aunque nunca lo hayas pensado, bailar es un ejercicio excelente que mueve cada parte de nuestro cuerpo. Puedes bailar cuando salgas los fines de semana o en casa., con la música alta para que te motive y con tus canciones favoritas, puede ser una gran actividad deportiva y divertida a la vez. Además de ponerte en forma, conseguirás combatir el estrés, ¿qué más se puede pedir?

- **Si tienes perro**, aprovecha y en vez de sacarlo a pasear y soltarlo mientras tú esperas en un banco, anda, corre y juega con él. Tu perro necesita ejercicio igual que tú, demuestra tu amor hacia ti mismo/a al igual que lo haces hacia él, realizando juntos la actividad física que ambos necesitáis a diario.

- **Limpia el coche a mano**: Olvídate de los lavacoches automáticos, ya que puedes relajarte y hacer ejercicio limpiando el coche tú mismo. No sólo ahorrarás dinero si no que gastarás unas 280 calorías en una hora ¡increíble!, ¿verdad?

APRENDE LO QUE LE OCURRE A TU CEREBRO CUANDO TE MUEVES.

Todos sabemos los grandes beneficios que nos aporta el deporte a nivel físico, pero la extraordinaria ayuda que ofrece la actividad física a nivel mental suelen pasar más desapercibidos y no se les da la importancia que en realidad tienen para desenvolvernos en la vida.

Aquí van los mejores beneficios que el deporte brinda a nuestro cerebro:

- Nos hace sentir mejor a nivel emocional gracias a la liberación de endorfinas (hormonas de la felicidad) que se producen cuando hacemos ejercicio.
- Mejora nuestro estado anímico. Hacer ejercicio de forma regular nos produce una liberación de tensiones en nuestro cuerpo que repercuten en los niveles de estrés y depresión para mantenerlos más bajos.
- Nos aporta confianza y autoestima. Cuando nos cuidamos gracias a la actividad física, nos vemos mejor y por lo tanto nos sentimos orgullosos de los resultados y de ver que nosotros también podemos

lograr resultados físicos gracias a la disciplina deportiva, eso nos hará sentirnos confiados y con la autoestima elevada.

- El deporte hace que nuestro umbral del dolor se vea en aumento, ya que hacer deporte es sacrificado, produce agujetas y a veces hasta ampollas en los pies. Pero todo se supera y se continúa hacia delante, provocando en nosotros un aumento de nuestro propio umbral del dolor.

- Aumenta la capacidad cerebral. Al hacer ejercicio, nuestro cerebro produce un aumento considerable de neuronas y más conexiones entre ellas, por lo que nuestro cerebro gana forma y aumenta su capacidad de aprendizaje.

- Mejora nuestro carácter. Mantener una rutina deportiva nos hace ricos en disciplina, determinación y dedicación.

- Mantener el hábito deportivo nos sirve para lograr ese mismo compromiso y cumplimiento de nuestros objetivos a todos los niveles de nuestra vida, produciendo un efecto positivo en todas las áreas vitales.

- Ayuda a superar adicciones, depresiones y ansiedad. Nos relaja, equilibra nuestro cerebro gracias a las "hormonas felices" que liberamos y nos mantiene disciplinados y en el camino de la salud. Con el ejercicio, el cerebro libera dopamina (el neurotransmisor de la recompensa) en respuesta a un estímulo placentero como el sexo, las drogas o los alimentos. Desafortunadamente, hay gente que se vuelve adicta y dependiente a las sustancias que producen su liberación en grandes cantidades. La práctica de ejercicio puede ayudar en la recuperación del adicto, pues las sesiones cortas de ejercicio tienen un efecto positivo en los adictos al alcohol o las drogas.

- Mejora nuestra capacidad de concentración. La relajación que nos produce el deporte deriva en una mejor atención hacia cualquier aspecto de nuestra vida, haciéndonos más productivos y eficaces en nuestras tareas.

Deporte y cerebro están más relacionados entre sí de lo que parece. Ambos están implicados en nuestro bienestar, por lo que es necesario trabajar en ellos.

Mucha gente se apunta al gimnasio para mejorar su salud cardiovascular, para ganar músculo o para tener un cuerpo de película. Sin embargo, hay otros efectos positivos e igual o más importantes que podemos conseguir con la práctica de actividad física regular, como son los beneficios psicológicos.

Durante las últimas décadas, los investigadores han ido descubriendo cómo practicar ejercicio puede mejorar nuestras funciones cognitivas, e independientemente de la edad o la condición física. Los estudios han demostrado que dedicar un tiempo para el ejercicio también produce muchos beneficios para nuestro bienestar mental. "Ejercitarse regularmente es bueno para el humor, la memoria o el aprendizaje".

A medida que nos hacemos mayores, se incrementa el riesgo de sufrir enfermedades degenerativas como el Alzheimer, especialmente a partir de los 45 años. Realizando actividad física principalmente entre los 25 y los 45 años se consigue aumentar las sustancias químicas del cerebro que previenen la degeneración de las neuronas del hipocampo. Además, practicar ejercicio físico de forma regular y adaptando la exigencia para mayores, está asociado con un menor riesgo de mortalidad. Principalmente, como consecuencia de un efecto protector cardiovascular, la actividad física disminuye el riesgo de sufrir un infarto cerebral y mejora la función cognitiva reduciendo el riesgo de padecer demencia y Alzheimer.

Una investigación en 2011 concluyó que los trabajadores que practican ejercicio o deporte regularmente son más productivos y tienen más energía que sus compañeros sedentarios. Además, si acudimos a practicar deporte al mediodía, en la pausa de la comida, o antes de ir a trabajar, la actividad nos ayudará a mantenernos más activos a lo largo de la jornada, evitando momentos de bajón o de falta de atención en el trabajo.

En resumen, hoy en día todos los expertos y profesionales de la salud están de acuerdo en que el deporte no solo beneficia nuestro cuerpo a nivel físico, sino que es una verdadera fuente de salud a nivel mental y emocional haciendo nuestra vida más amena y feliz.

HAZ DEL DEPORTE TU ESTILO DE VIDA. EJERCICIOS DESDE CERO PARA INICIAR EN EL DEPORTE A VAGOS Y PEREZOSAS.

Vamos a ver ahora la parte práctica del libro para las personas que quieren empezar desde cero a hacer deporte o que dejaron de hacerlo hace tiempo y quieren volver a la saludable actividad física. En este libro no he querido profundizar en temas muy técnicos sobre las distintas rutinas deportivas que existen o tablas de ejercicios específicas que puedes realizar según tus objetivos y capacidades físicas, ya que considero que debe ser un entrenador personal o profesional en la materia y capacitado para hacerlo, el que debe proporcionar y aplicar dicha información a los deportistas. Pero si he incluido de forma básica y bastante clara algunas rutinas que conozco de manera conveniente y domino lo suficiente como para poder explicarlas aquí con garantía y seguridad. Son rutinas para comenzar a correr, caminar o iniciarnos en el gimnasio con los fundamentos básicos a tener en cuenta para comenzar desde cero con los ejercicios anaeróbicos de musculación y tonificación muscular mediante pesas o en tu propio hogar.

ANTES DE COMENZAR A ENTRENAR.

Antes de iniciarnos es recomendable realizarnos una prueba de esfuerzo en un centro especializado para descartar cualquier dolencia desconocida a nivel cardiovascular. Hoy en día cada vez son más las personas que acertadamente acceden a realizarse este tipo de pruebas médicas para evitar contratiempos indeseados.

Si hace tiempo que no practicas ningún deporte, antes debes saber todo esto:

Considerando que llevas algunos años de inactividad y que ya no se tiene la constitución física y energía de la juventud, tenemos que tomar ciertas precauciones antes de lanzarnos a la práctica deportiva y que podamos tener cualquier contratiempo inoportuno.

Antes de iniciarnos es conveniente asesorarnos con un médico o especialista en actividad física si:

- **Tenemos más de 35 años.**

- **Hemos estado inactivos mucho tiempo o peor aún, si no hemos hecho ejercicio desde nuestra etapa de adolescentes.**

- **Tenemos el perjudicial hábito de fumar; inclusive si convivimos con personas que fuman frecuentemente.**

- **Hemos tenido un problema médico, como fractura, esguince, dolor en la espalda, hernia, etc.**

En caso de que no nos encontremos entre los puntos y las condiciones indicadas arriba, entonces ya podremos iniciar nuestra rutina de ejercicios sin ningún problema. Pero antes vamos a explicar las distintas fases que debemos seguir durante una sesión de ejercicios para minimizar la posibilidad de una lesión y mejorar nuestra flexibilidad general.

- **Calentamiento:** Es imprescindible y necesario acostumbrar nuestros músculos al ejercicio que vamos a llevar a cabo y por supuesto, a tu corazón al cambio de ritmo cardiaco. El calentamiento puede ser tan sencillo como caminar unos cinco minutos a paso cada vez más ligero para "arrancar motores" e ir subiendo pulsaciones de forma progresiva.

- **Estiramientos:** Estos ejercicios consisten en estirar los ligamentos para incrementar nuestra resistencia a los movimientos bruscos que hagamos durante el ejercicio. Al inicio, sentiremos que nuestro cuerpo no da mucho de sí, pero conforme vayamos practicando los estiramientos día tras día, veremos que nuestro cuerpo se vuelve más flexible. Mi recomendación es realizar los estiramientos siempre al final de cada sesión y dedicarles los minutos necesarios para que el estiramiento sea realmente beneficioso (entre 5 y 10 minutos por sesión).

- **Ejercicio**: Aquí podemos iniciarnos con la rutina de ejercicios que hayamos elegido, ya sean ejercicios aeróbicos (correr, bicicleta, nadar), baile muy movido, gimnasia, caminata ligera, etc...

- **Enfriamiento:** Es lo contrario al calentamiento. En este caso reducimos nuestro ritmo cardiaco hasta normalizarlo y permitimos que nuestro organismo se adapte nuevamente a un estado más pasivo. Igual de importante que el calentamiento es el enfriamiento. La vuelta a la calma de nuestras pulsaciones y ritmo normal de respiración es fundamental en una buena ejecución de la actividad deportiva.

- **Estiramientos:** Ya hemos hablado de ellos, pero conviene recordar que debemos realizar estiramientos para conservar la flexibilidad de nuestro cuerpo. Como ya os he indicado, lo ideal es hacerlos al final de cada sesión y también serán bienvenidos al día siguiente de nuestro entreno. Por ejemplo, si hemos salido a correr el día anterior, es aconsejable realizar ejercicios de estiramiento de piernas también el día posterior a nuestro entreno, pues con la inflamación muscular y la rotura de fibras musculares que se han producido entrenando, es recomendable seguir estirando y "alargando" nuestros músculos para ganar elasticidad y evitar así futuras lesiones.

¿Qué señales nos dirían que debo suspender el ejercicio?

- **Si tenemos un dolor extraño**. Podría ser en la parte izquierda o en el centro de tu plexo solar, parte izquierda del cuello, del hombro o del brazo ya sea durante o después del ejercicio.

- **Si se presenta sudor frío, palidez o un desmayo repentinos.**

- **Si sientes dolor de cabeza, mareos, náusea, dolor muscular o en las articulaciones.**

Hacer mucho ejercicio no siempre es lo más recomendable. Hay personas que se auto perjudican por exceso de deporte, también conocido como el sobre entrenamiento. Y por lo tanto, aparecen las lesiones, a veces incluso puede llegar a afectar a su propia motivación deportiva, ya que el deporte se vuelve cuesta arriba a la hora de tratar de mantener niveles físicos y de sacrificio tan exigentes, dejando de ser divertida y placentera su práctica. Las personas que inician una rutina de ejercicios, deben alternar los días de descanso con los de entrenamiento. Mientras que las personas más activas y acostumbradas al ejercicio, deben considerar tomar un día de descanso después de una rutina muy extenuante. Otra opción es alternar los tipos de ejercicio que realizas, como puede ser un día de ejercicio aeróbico con otro día de ejercicio anaeróbico o musculación, cosa que yo personalmente suelo practicar con muy buenos resultados.

Tu cuerpo te dirá que te estás ejercitando demasiado cuando se presenten las siguientes señales:

- **Fatiga crónica.**

- **Disminución en tu rendimiento.**

- **Te toma más tiempo recuperarte del ejercicio.**

- **Tu ritmo cardiaco no se normaliza cuando ya estás descansando después de los ejercicios.**

- **Lesiones musculares.**

No todas las personas somos iguales y no siempre compartiremos los mismos síntomas. No te compares con tus amistades o compañeros de rutina que tienen mayor o menor resistencia que tú. Escucha tu cuerpo y sus sensaciones, serán la mejor guía que puedas tener para avanzar en tu objetivo.

¿Con qué frecuencia debo ejercitarme? Para mantenerte saludable, debes ejercitarte al menos 2,5 horas a la semana a una intensidad moderada. Las personas con sobrepeso deben incrementar gradualmente este nivel.

¿Cuál debe ser mi alimentación antes de iniciar la sesión de ejercicios?

Tu cuerpo necesita energía para realizar los ejercicios y esta energía la puedes encontrar en los carbohidratos o conocidos popularmente como hidratos de carbono (arroz integral, pasta integral, cereales integrales o pan de harina integral). El nivel de proteína (carnes, pescados, legumbres o huevo) debe ser moderado antes de la actividad, y mayor al término de cada entrenamiento, ya que tus músculos necesitan proteína para alimentarse y fabricar nuevas fibras musculares. Procura ingerir lo mínimo de grasas antes del entreno, y si consumes grasas que sean las más saludables (nueces, almendras con piel y al natural). Además, la hidratación es esencial, bebe agua antes, durante y después de tus ejercicios. Debes ingerir poco alimento antes de los ejercicios y deja una media de dos horas aproximadamente entre la última comida y tus tareas deportivas. Aunque cada persona es un mundo, es importante que experimentes y lo pongas en práctica para saber cuánto tiempo debes dejar entre las comidas y tus ejercicios, ya que puede que tú seas de los que necesiten más tiempo para iniciarte sin problemas y con buenas sensaciones físicas.

Ahora te enseño lo que no debes hacer nunca al terminar tu sesión deportiva:

No lo hagas después de entrenar.

- **Mantenerte sin comer.** La recomendación es que no esperes más de 30 minutos sin consumir proteínas, carbohidratos o líquidos. Durante este periodo de tiempo, tu cuerpo ya habrá generado cortisol que detona la acumulación de grasa y atrofia muscular. Mi consejo es que tomes alguna fruta justo al acabar de entrenar y que a los diez o quince minutos siguientes de haberla tomado, te alimentes con proteína, hidratos de carbono y una pequeña cantidad de "grasas buenas", junto con la hidratación necesaria (agua).

Durante este intervalo, tu cuerpo repone el glucógeno de tus músculos, lo cual ayuda a que estos crezcan y se recuperen del entrenamiento.

- **Comer chocolate.** Un grave error es comer chocolate después de un ejercicio intenso, porque su grasa provoca que tu digestión sea más lenta, lo cual puede provocar problemas como de estreñimiento.

- **Tomar bebidas energéticas.** Debo aclarar que no es lo mismo consumir bebidas energéticas que deportivas. La diferencia es que las primeras no están recomendadas para aumentar el rendimiento deportivo porque no hidratan. Las bebidas energéticas contienen cafeína, ginseng, taurina, entre otros estimulantes que altas dosis causan nerviosismo, ansiedad y hasta problemas cardiacos. Las bebidas energizantes prometen una dosis extra de energía pero pueden tener consecuencias fatales en el organismo. Cuando se abusa puede originar hasta una sobredosis.

- **Desvelarte.** Es fundamental tener un buen descanso a la noche, entre siete y ocho horas. Esto ayuda a recuperar la energía gastada en el ejercicio. Además, favorece la producción de la hormona del crecimiento la cual permite la reparación de los músculos. Cuando no se duerme lo suficiente las reservas de energía y nutrientes no se recuperan, y los dolores musculares y la fatiga extrema se acentúan.

- **Bañarse inmediatamente.** Después de ejercitarte, el cuerpo alcanza una temperatura de 38 a 39.5°C. Cuando se expone a un ambiente frío de manera brusca, hay una descompensación que puede provocar problemas circulatorios y de presión arterial Por ello, es recomendable esperar 15 a 20 minutos antes de bañarte. Este tiempo es suficiente para que el cuerpo regrese a su temperatura normal. Es preferible un baño con agua tibia o caliente para relajar los músculos.

Recuerda que cada cuerpo reacciona de manera diferente a los diversos estímulos que recibe después de hacer ejercicio.

DURANTE EL EJERCICIO:

Debemos tomarnos nuestro tiempo para la **ejecución de los ejercicios a un ritmo cómodo y uniforme** que nos permita hablar con otra persona sin quedarnos sin aliento. A este ritmo los músculos tendrán tiempo de relajarse entre cada repetición. Para ejercicios de amplitud de movimiento (elasticidad) y de flexibilidad, es mejor hacer cada ejercicio de forma lenta y completa en lugar de hacer muchas repeticiones a un ritmo veloz. Poco a poco, podremos aumentar el número de repeticiones a medida que nuestra condición física mejore.

Respirar mientras hacemos los ejercicios. No debemos contener la respiración. Debemos exhalar (soltar aire) el aire de los pulmones mientras hacemos el ejercicio, e inhalar (tomar aire) mientras se relaja entre repeticiones. Contar en voz alta durante el ejercicio nos puede ayudar a respirar profunda y regularmente.

Estar atentos ante "signos de alerta". Interrumpiremos el ejercicio si experimentamos un dolor agudo o uno más intenso de lo normal. La presencia de dolor es una señal de que algo negativo podría estar sucediendo. De igual forma, suspenderemos el ejercicio de inmediato si sentimos opresión en el pecho o pérdida de aliento grave o mareos con o sin náuseas. Si aparecen estos síntomas, debemos comunicarnos enseguida con nuestro médico.

Debemos **aprender a conocer las señales de nuestro cuerpo**. Durante las primeras semanas del programa de ejercicio, es probable que notemos que nuestro corazón late más rápidamente, que su respiración se vuelve más agitada y que sus músculos se sienten tensos al hacer ejercicio. Quizá nos sintamos más cansados en la noche, pero despertaremos sintiéndonos como nuevos a la mañana siguiente. Éstas son reacciones normales al ejercicio y significan que nuestro cuerpo se está adaptando a las actividades nuevas y está poniéndose en forma. Si sentimos dolor muscular o calambres, es recomendable masajearnos suavemente y estirar el músculo afectado con cuidado. Cuando el dolor haya pasado, continuaremos haciendo nuestros ejercicios con movimientos lentos y suaves.

RUTINAS DE EJERCICIOS DESDE CERO PARA INICIARNOS EN EL DEPORTE.

Ahora es el momento de indicarte varias rutinas de ejercicios para comenzar tu actividad física. Como te dije al principio, debes elegir las actividades que más te gusten y comenzar de la forma que te resulte más amena. Estas rutinas son para principiantes o personas que no hacen deporte habitualmente y quieren empezar desde cero.

El programa que aquí os expongo es un ejemplo que podéis seguir para comenzar a entrenar, pero también podéis hacer vuestro propio plan con pequeñas variaciones para adaptarlo a vuestras características o circunstancias personales. <u>Recordar que lo más importante es la disciplina y la constancia.</u>

CAMINAR Y CORRER.

Caminar y correr son los ejercicios más sencillos y fáciles para cualquier persona.

1 SEMANA. FORTALECIMIENTO.

Durante la primera semana vamos a **caminar 5 días** durante 40 minutos. A los 15 minutos de estar caminando, vamos a introducir un corto intervalo de carrera a baja intensidad de 2 minutos, a los 25 minutos de seguir caminando iniciaremos otro intervalo de 2 minutos corriendo y a los 35 minutos de nuestra caminata, incluiremos un tercer intervalo de 2 minutos de carrera. **El paso al caminar será vivo, los intervalos de correr en cambio, serán muy lentos y suaves, sin forzar en absoluto.** En esta semana estamos fortaleciendo todos los músculos implicados en este ejercicio, se trata de adaptar nuestro cuerpo y nuestro organismo a la actividad física.

2 SEMANA. PROGRESIÓN LENTA PERO EFECTIVA.

Durante la segunda semana vamos a realizar **3 días de rutina** que podemos alternar un día de ejercicio con otro de descanso. Serán tres días realizando un ejercicio total en cada día de 30 minutos caminando y 12 minutos corriendo. Comenzaremos caminando 5 minutos con un primer intervalo de 1 minuto corriendo, en el segundo intervalo seguiremos caminando otros 5 minutos y un segundo intervalo de 2 minutos corriendo, en el tercer intervalo caminaremos otros 5 minutos y un tercer intervalo corriendo de 3 minutos, volveremos a caminar otro intervalo de 5 minutos y un cuarto intervalo de 3 minutos nuevamente, para concluir con un último intervalo de 5 minutos caminando y un quinto intervalo de otros 3 minutos corriendo.

3 SEMANA. PROGRESIÓN Y MEJORA SIGNIFICATIVA.

Durante la tercera semana vamos a realizar **3 días de rutina** que igualmente podemos alternar entre un día de ejercicio con otro de descanso. Realizaremos un total de 25 minutos caminando y 20 minutos corriendo. Comenzaremos caminando 5 minutos y un primer intervalo corriendo de 2 minutos, seguiremos caminando otros 5 minutos y un segundo intervalo corriendo de 4 minutos, ahora caminaremos otros 5 minutos y un tercer intervalo corriendo de 5 minutos. Seguidamente caminaremos otros 5 minutos y un cuarto intervalo corriendo de 5 minutos y seguiremos con otro intervalo corriendo de 5 minutos, y para terminar un último intervalo caminando de 5 minutos junto con el último intervalo corriendo de 5 minutos.

4 SEMANA. PROGRESIÓN IMPORTANTE HACIA EL HÁBITO DE CORRER.

Durante la cuarta semana vamos a realizar **3 días de rutina** alternándolos con descansos como en las anteriores. Realizaremos un total de 15 minutos caminando y 30 minutos corriendo. Comenzaremos por caminar 5 minutos y seguidamente correremos 10 minutos, seguiremos caminando otros cinco minutos para iniciarnos con otros 10 minutos corriendo, y para concluir caminaremos otros 5 minutos para terminar con los últimos 10 minutos corriendo. Si en algún intervalo corriendo te encuentras cansado o cansada y no completas los 10 minutos, no te preocupes. El objetivo es completarlos durante el transcurso de esta semana, no importa si te quedas en 8 o 9 minutos corriendo en alguna tanda. Lo importante aquí es adaptarnos al intervalo de llegar a correr diez minutos seguidos sin cansarnos.

5 SEMANA. HÁBITO FORMÁNDOSE.

Durante esta semana, vamos a realizar **3 días de entrenamiento** alternados con días de descanso. Realizaremos un total de 10 minutos caminando alternados con dos series de 15 minutos corriendo. Comenzaremos andando 5 minutos y continuaremos con un primer intervalo corriendo de 15 minutos. Seguidamente caminaremos otros 5 minutos para un último intervalo de otros 15 minutos corriendo. Como en la semana anterior, se trata de llegar a completar los 15 minutos seguidos corriendo, pero si en el primer día no lo conseguimos en alguno de los intervalos, no sucede absolutamente nada. Si por ejemplo nos agotamos a los 12 minutos de estar corriendo o a los 13 y vemos que tenemos que parar por cansancio, lo hacemos y el siguiente día volvemos a intentarlo hasta completar cada intervalo. Si mantenemos la disciplina, será cuestión de días que lo podamos conseguir sin obsesionarnos por alcanzar el objetivo.

6 SEMANA. HÁBITO DE CORRER ADQUIRIDO.

Durante esta semana vamos a realizar un total de **3 días de ejercicio** alternados con días de descanso. El primer día vamos a correr un total de 30 minutos, caminando unos 10 minutos como en la semana anterior. El segundo día vamos a correr también un total de 30 minutos pero esta vez, entre serie y serie de 15 minutos, vamos a caminar solamente 3 minutos. Nuestro cuerpo ya se encuentra casi adaptado a correr de forma continua, por lo que a los 3 minutos volveremos con el último intervalo de 15 minutos corriendo.

El tercer día vamos a correr los 30 minutos seguidos y al terminar caminaremos otros 5 o 10, a gusto de cada uno. Podríamos seguir añadiendo semanas a la progresión, pero no es necesario pues ya depende de la meta que quiera conseguir cada uno. Correr 30 minutos seguidos durante 3 días a la semana es un gran logro. Las variaciones continuarían en progresión hasta llegar a la meta que cada uno queramos ponernos. Salir a correr unos 40, 45 minutos o incluso una hora o más, está genial, pero eso ya irá dependiendo de cada persona y objetivo. Mi recomendación es llegar como mínimo a los 30 minutos corriendo y para los más valientes, una buena marca es correr entre 45 minutos y una hora 3 días a la semana. La intensidad, el terreno y los distintos tipos de entrenamientos, también cuentan a la hora de avanzar y coger mejor forma, pero eso ya sería entrar en aspectos demasiado profundos que en este libro no he querido tocar, ya que como sabéis, el contenido del libro está indicado para principiantes y desde cero.

Es muy importante, como ya os dije anteriormente, los estiramientos al finalizar cada sesión. En internet tenéis a vuestra disposición miles de ejemplos de estiramientos para corredores con imágenes de calidad e incluso videos, por lo que no he considerado incluirlos en el libro, ya que en este tipo de formato se pierde mucha información que reconozco importante, pues ni las imágenes son de calidad ni se puede explicar un trabajo de estiramientos adecuados de la forma correcta a como lo podéis encontrar en video o en una web con imágenes de alta calidad. Lo que si os pido, es que dediquéis a los estiramientos la misma disciplina que al deporte en general. Después de cada sesión, es fundamental el buen estiramiento y para eso, necesitaremos alrededor de unos diez minutos de estiramientos para que sea un ejercicio completo.

FUNDAMENTOS IMPORTANTES PARA EL INICIO EN EL ENTRENAMIENTO ANAERÓBICO O DE MUSCULACIÓN.

Antes de empezar a entrenar ejercicios anaeróbicos debemos tener presente varias cuestiones importantes resueltas a nivel de conocimientos básicos. Este tipo de entrenamiento se puede realizar tanto en casa como en un gimnasio, es importante tener en cuenta unas cuantas pautas sobre la ejecución de los ejercicios. Entrenar de forma correcta es la base para conseguir resultados, tanto si se entrena con máquinas como si se entrena con mancuernas.

ENTRENAMIENTO ANAERÓBICO PARA PRINCIPIANTES:

Estas son las diez cuestiones que debemos de tener en cuenta antes de empezar a entrenar con pesas, sea cual sea el tipo de entrenamiento que hagamos.

Maquinas de pesas en el gimnasio. Decide dónde entrenar.

Los gimnasios son probablemente el lugar de entrenamiento preferido para este tipo de ejercicios debido a la amplia gama de equipos y aparatos disponibles. En este sentido, es importante elegir un gimnasio bien equipado y en el que se sientas a gusto. Donde no haya demasiada aglomeración de personas durante las horas en las que tú puedes entrenar. También es fundamental disponer de buenos monitores de sala para corregir tus ejercicios y posturas, además de que el gimnasio esté ubicado en un lugar que permita acudir fácilmente y no te quite demasiado tiempo para llegar a tu destino y poder cumplir con tus objetivos. Sin embargo, un gimnasio en casa o un simple conjunto de mancuernas y un banco de entrenamiento, también te pueden proporcionar una plataforma suficiente para un entrenamiento efectivo, pero mi recomendación si partes desde cero y necesitas conocer todas las nociones básicas con respecto a las distintas tablas de ejercicios, posturas adecuadas, peso, recomendaciones, etc... es que te inicies junto a un preparador personal si dispones de posibilidades económicas o que directamente te inscribas en un gimnasio donde ofrezcan estos servicios. Más adelante y conforme avances en tus progresos deportivos, siempre tendrás tiempo de montarte en casa tu propio gimnasio, pero para iniciarnos con fiabilidad, comienza dejándote guiar.

Establece un objetivo.

No se trata de coger las pesas, una tabla y empezar a levantar peso sin más. Es necesario que sepas qué quieres conseguir para elegir una rutina adecuada que te permita logar lo que deseas. No es lo mismo entrenar con pesas para bajar de peso que hacerlo mediante otro tipo de actividad como las que puedes encontrar en los gimnasios (crossfit, body pump, culturismo, etc...). Tampoco es lo mismo entrenar con pesas para mejorar a nivel general que si practicas otros deportes junto con la musculación como pueden ser running, bici o cualquier otro, por lo que debemos asesorarnos con los preparadores del gimnasio e indicarles cuales son nuestros objetivos más importantes para que nos elaboren las tablas de ejercicios adecuadas a esos objetivos.

Asegúrate de que comprendes los conceptos básicos del entrenamiento con pesas. Para eso es importante que sepas esto:

Los cuatro conceptos básicos del entrenamiento con pesas son <u>ejercicios, series, repeticiones y descanso entre las series.</u>

- **Un ejercicio es cualquier movimiento practicado para conseguir los propósitos de rendimiento.**
- **Una repetición es una realización de un ejercicio.**
- **Una serie está formada por varias repeticiones de un mismo ejercicio.**
- **Entre cada serie es necesario hacer un descanso, que dependerá del diseño del entrenamiento.**

Conoce tus límites.

A la hora de comenzar a levantar pesas es necesario saber hasta dónde podemos llegar para establecer el volumen y la intensidad de los ejercicios en cualquier momento dentro de tu programa de entrenamiento. Para ello, es necesario empezar sin levantar demasiado peso, (lo importante ahora es la postura adecuada y no el peso), hacer el mínimo de repeticiones (6-8), hacer pocas series y dejar tiempo suficiente de recuperación de cada grupo muscular que se trabaje. Poco a poco podremos ir explorando nuestros límites, acomodando y conociendo nuestro cuerpo y nuestra propia capacidad física para afrontar nuevos retos. Es importante informarte con los entrenadores de sala del gimnasio donde acudas de todo lo que respecta a la técnica de cada ejercicio y su correcta ejecución. Y si prefieres empezar por tu cuenta en casa, te recomiendo que veas algunos videos para aprender a realizar las posturas de forma correcta. Una de las cosas, sino la más importante del trabajo con peso, es la adecuada postura en cada ejercicio, por lo que es imprescindible aprender a realizar cada posición de forma correcta.

No hagas siempre lo mismo.

Mezclar diferentes tipos de ejercicios ayuda a estimular el cuerpo y a que el entrenamiento sea más entretenido Incluyendo ejercicios cardiovasculares al final del entrenamiento, que es muy adecuado para todos, ya que el cardio ayuda a mantener el corazón en buena forma y también fomenta la pérdida de grasa si los realizamos seguidamente, y una vez acabado el entrenamiento anaeróbico.

Entiende el funcionamiento de máquinas y pesas.

En el entrenamiento de resistencia se pueden utilizar pesos libres como mancuernas, barras, máquinas, prensas, bandas de resistencia, etc..., e incluso podemos realizar ejercicios con nuestro propio peso corporal. Es fundamental saber cómo funcionan y cómo adaptarnos a cada máquina, así cómo conocer la ejecución correcta de los ejercicios y qué músculos se trabajan.

Aprende un poco de anatomía básica.

Considero vital conocer nuestro cuerpo para entrenarlo y para comprender las sensaciones durante el entrenamiento. No se trata solo de conocer el nombre y localización de los músculos, sino también cuáles están implicados en cada movimiento, relación entre agonistas y antagonistas, tiempos de recuperación, importancia en la actividad física diaria y en actividades deportivas concretas, etc. Una vez que estés dentro del mundillo de la musculación y comiences a entablar conversación con los monitores, clientes del gimnasio, etc... comenzarás a aprender todas estas cuestiones técnicas de forma sencilla y amena. También, y si así lo deseas, puedes profundizar más en todos estos conceptos mediante libros específicos de musculación, artículos, web, blog, videos explicativos y todo el elenco del que tenemos a nuestra disposición en internet.

No siempre es necesario tomar suplementos.

Más temprano que tarde, encontrarás información en tu gimnasio o tienda de deportes sobre la suplementación deportiva y los complementos alimenticios. Primero empieza a entrenar, asume la rutina, crea el hábito y cuando veas cómo reacciona tu cuerpo, si quieres, buscas información sobre suplementos alimenticios y consultas en el gimnasio a los nutricionistas o en las tiendas de suplementación de tu ciudad. En cualquier caso, tener un objetivo es vital para no empezar a tomar algo que no necesitas o que incluso puede sentar mal a tu organismo. Es más, ten en cuenta que nada de lo que tomes será suficiente si no haces un buen trabajo físico. Aquí tampoco existen los milagros ni nada parecido, se trata de apoyarte en suplementos saludables y beneficiosos para la actividad física que estamos realizando.

Busca consejo médico.

Si quieres hacer ejercicio para solucionar algún problema de salud o sientes cualquier dolencia durante el ejercicio, no lo dudes y acude a tu médico. Hacer ejercicio solo es bueno para la salud si se goza de buena salud y si nos hace sentir bien. En caso contrario puedes tener serios problemas.

No te olvides del calentamiento, el enfriamiento y el descanso.

Calentar es vital para elevar la temperatura corporal y "engrasar la maquinaria", es decir, lubricar las articulaciones. Diez minutos en la cinta o en la bici son suficientes para poner el cuerpo "a tono". También es importante enfriarse, es decir, no para de golpe. Para ello, se puede ir reduciendo la intensidad del ejercicio gradualmente y por supuesto, estirar. Por último, resaltar la importancia del descanso. Algunos músculos necesitan hasta cuatro días para recuperarse de un entrenamiento intenso con pesas, mientras que otros necesitan solo dos, o incluso uno. Si entrenas todos los días, planifica bien los grupos musculares que vas a trabajar y deja al menos 24 horas de descanso entre sesiones.

Entrenar con pesas no es tan simple como muchos creen. Este tipo de entrenamiento necesita una planificación y el seguimiento de unos criterios que van mucho más allá de hacer series y repeticiones.

No dejes de calentar.

El calentamiento es fundamental antes de la realización de cualquier rutina de entrenamiento, sea del tipo que sea. Tu cuerpo necesita entrar en calor. Tus músculos necesitan prepararse para el esfuerzo al igual que tus articulaciones. Necesitas que la sangre fluya para un mejor rendimiento muscular y una mayor flexibilidad.

No pases por alto la técnica.

La técnica, entendida como buena práctica, es la esencia de cualquier ejercicio. Debes aprender cómo ejecutar correctamente el ejercicio y por qué tienes que hacerlo así. Así como cargar el peso adecuado para que no solo sea eficaz, sino también seguro. En este punto es muy importante cuidar la respiración, la velocidad y los descansos.

No pierdas de vista tu espalda.

Mención aparte merece considerar la espalda a la hora de entrenar con pesas. Una mala postura puede provocar lesiones importantes de espalda, tanto a nivel lumbar como dorsal. Por eso es fundamental aprender a colocarse adecuadamente y no olvidarse de los ejercicios de tonificación abdominal y lumbar para reforzar continuamente esas zonas más débiles de la espalda y que siempre se suelen trabajar menos.

No empieces con la máxima carga desde el principio.

El aumento de la carga en tus ejercicios debe de ser algo progresivo (que vaya de menos a más). Considéralo una forma de ampliar el calentamiento y testear tu cuerpo. No trabajas más por coger mucho peso desde el primer momento, como tampoco haces un trabajo más eficaz por ir más deprisa (más bien todo lo contrario).

No ignores los descansos.

El descanso entre series es fundamental para conseguir un trabajo eficaz y prevenir lesiones. Además, debes respetar también los días de descanso para cada grupo muscular y dormir lo suficiente. (entre 7 y 8 horas)

No olvides el estiramiento.

Al finalizar cualquier sesión de trabajo físico y entrenamiento debes estirar. De hecho y como ya te he repetido anteriormente, antes de eso debes incluir unos ejercicios de enfriamiento o vuelta a la calma que te faciliten la finalización del ejercicio sin que el contraste sea brusco.

OTROS DEPORTES EFICACES PARA COMENZAR E INICIARNOS EN EL EJERCICIO FÍSICO REGULAR.

Caminar. Caminar tiene muchísimas ventajas. Es de bajo impacto, se puede hacer en cualquier lugar y no requiere una gran preparación física para comenzar a realizar nuestras caminatas diarias. Para las personas que ya pasan de los 50 años, sacar a pasear al perro o al nieto en su cochecito de bebé es una de las mejores excusas para salir a caminar. Media hora al día es mejor que nada, pero si puedes hacerlo durante una hora diaria, mejor aún.

Nadar. Nadar siempre se ha considerado uno de los mejores ejercicios para las personas de más edad o las que tienen algún tipo de lesión o impedimento físico para otros deportes de más impacto. Es uno de los deportes más completos porque, además de proporcionar beneficios cardiovasculares, requiere que muevas todos los grandes grupos musculares. Una de las mayores ventajas que tiene es que el riesgo de lesionarte nadando es mínimo por el medio en que lo realizas, el agua. Tiene el inconveniente de que tienes que ir a una piscina, mojarte el cabello, protegerte los ojos, etc... pero enormes beneficios para la salud.

Las mejores rutinas de ejercicio a partir de los 50 años.

Bailar. Ya sea salsa, bailes de salón, jazz, zumba ... tiene también muchas ventajas. Por un lado te obliga a salir de casa y a veces incluso vestirte y arreglarte para la ocasión. Por otro lado, cuando bailas tienes que pensar en el siguiente paso que vas a dar, y es un estupendo ejercicio de coordinación motriz para tu cuerpo. Esto es muy importante según vamos cumpliendo años, porque mantiene ágil no solo el cuerpo sino también la mente y las emociones. Y por último, cuando bailas ¡no puedes pensar en otra cosa! Por lo que puede ser otra nueva y gran forma de meditación.

Yoga. Los beneficios del yoga incluyen un aumento de la flexibilidad, tonificación de los músculos y también terapia emocional. La gente parece creer que con el paso de los años perder elasticidad es inevitable. Pues no, no lo es. A los 51 años aún puedes tocarte los pies sin doblar las rodillas, y conozco a otras personas de más edad que tienen una elasticidad envidiable. Además, el yoga ayuda a controlar los altibajos emocionales que conlleva el inicio de la época de la menopausia en las mujeres.

Ejercicios de resistencia. Ya desde los cuarenta y tantos, pero sobre todo después de la menopausia, las mujeres pierden masa muscular y ganan grasa. Además aumenta el riesgo de osteoporosis. Todo esto es debido a los cambios hormonales propios de esta época. Afortunadamente este contratiempo, se puede contrarrestar con ejercicios de resistencia. Puedes utilizar el propio peso del cuerpo para hacer flexiones o bien levantar pesas. Y recuerda, con cada cumpleaños cobra aún más importancia hacer el esfuerzo de ejercitar el cuerpo. Las pesas no sólo te ayudarán a tener unos brazos bonitos, sino también un cuerpo fuerte y más resistente a las caídas y a la enfermedad o inconvenientes físicos de la edad

Eso sí, antes de comenzar cualquier rutina de ejercicio, sobre todo si no estás acostumbrada a hacer deporte, consulta con tu médico.

CUALIDADES QUE OBTENDRÁS TANTO DEL CARDIO COMO DE LAS PESAS Y MUSCULACIÓN:

BENEFICIOS DEL EJERCICIO AERÓBICO. Reduces peso, mejoras la salud mental, fortalece el sistema inmunológico, aumenta el vigor, disminuye el riesgo de enfermedades cardiovasculares, cáncer, osteoporosis, diabetes, aumenta la expectativa de vida, mejora la salud muscular y reduce el estrés.

BENEFICIOS DEL EJERCICIO ANAERÓBICO. Aumenta la fuerza muscular, favorece una mayor resistencia, tonifica los músculos, desarrolla coordinación y balance, fortalece las articulaciones, ayuda en la prevención de diabetes y lesiones, mejora el transporte del oxígeno, requiere de atención y la desarrolla, mejora la densidad ósea.

LO QUE HAGO PARA LLEVAR 37 AÑOS HACIENDO DEPORTE Y QUERER SEGUIR OTROS 50 MÁS.

El cuerpo humano sigue siendo para la ciencia a día de hoy, un misterio increíble que no deja de asombrarnos con cada nuevo límite que sobrepasa y con cada gran reto que logra. Los propios científicos y expertos en medicina y salud, son cada vez más recatados a la hora de poner límites a la propia capacidad física del cuerpo humano. Actualmente vemos como siguen habiendo personas que se encuentran rondando los noventa e incluso los cien años de edad, y aún practican deporte, incluso a niveles realmente dignos de admiración, como es el caso del ciclista francés de 105 años de edad Robert Marchand que recientemente superaba el record de la hora en pista para personas de su edad y manifestaba después de terminar la prueba que podía haber ido aún más rápido. En noticias de actualidad, internet, revistas, artículos, etc…, vemos personas de avanzada edad realizando incluso maratones, triatlón y pruebas de gran resistencia física. Realmente, no sólo es una realidad que los límites físicos de nuestro propio cuerpo aún no han tocado techo, sino que conforme avanza la humanidad en su historia, estos límites siguen superándose y mejorando de forma brillante.

Estoy a punto de cumplir 38 años y mi estilo de vida sigue siendo el mismo que tenía cuando me encontraba rondando los seis, siete u ocho años de edad y ya me dedicaba a jugar al futbol tanto en el colegio, con los equipos que allí se formaban entre los escolares, como en el campo de fútbol con el club de mi pueblo. No conozco la vida sin deporte, pero sí que he pasado por momentos de desmotivación durante mi etapa adolescente, e incluso cuando superaba la veintena al ver que algunos de mis amigos con edad parecida o similar a la mía, y que no hacían deporte a nivel competitivo como era mi caso, pasaban tiempo haciendo otras cosas que a mí también me gustaban (algo normal cuando tienes esa edad), como salir más a menudo por ahí, quedar para reuniones interminables con amigos, fiestas, etc... O por ejemplo, los fines de semana cuando los chicos y chicas de mi edad estaban divirtiéndose, yo descansaba en casa a la espera del día siguiente donde todos los fines de semana sin falta, tenía partido con mi equipo. Era un chico bastante responsable en el asunto de cuidarme físicamente antes de los partidos, y nunca llegaba a un encuentro cansado por no haber dormido o por haber estado por ahí trasnochando y de fiesta. Mi vida deportiva fue breve a nivel competitivo debido a las lesiones, ya que me impidieron seguir en ese mundo todo lo que a mí me hubiera gustado. Nunca llegué a ser profesional del deporte, cosa que me hubiera encantado, pero si llevaba una vida lo más parecida a la de un deportista de competición. La gente no es consciente de lo duro que debe resultar ser un chico en edad de salir y divertirse, y estar centrado en una disciplina deportiva profesional donde todo debe estar medido al milímetro, los tiempos de descanso, los de recuperación, la alimentación y los entrenamientos. Cuando vemos por la televisión o cualquier otro medio de comunicación a los chicos que han conseguido llegar al éxito deportivo a niveles de élite y profesional, nunca nos paramos a pensar en todo lo que han tenido que sacrificar y lo momentos de su vida que han debido perderse dentro de lo que debería ser una etapa normal en la vida de un chaval adolescente, por conseguir llegar hasta donde lo han hecho. Las personas en general, se quedan con la imagen del deportista famoso, con dinero y donde parece que todo es de película. Pero todo eso, es sólo la cumbre de un largo recorrido lleno de obstáculos, dificultades y momento duros, donde ese mismo chaval, lo más probable es que haya tenido que vivir una vida de puro sacrificio y constancia desde muy pequeño (incluso alejado de su familia y amigos) para poder disfrutar ahora de todo lo que ese deporte en cuestión le está devolviendo en forma de recompensa y reconocimiento. Cuando solo vemos la cumbre no sabemos todo lo que ha debido hacer una determinada persona para llegar ahí, otra cosa es si deben ganar o no el dinero que ganan, pero eso es otra cuestión con más trasfondo para debatir y que no vamos a hacer aquí.

En el mundo del deporte las lesiones son la peor pesadilla para los deportistas. En mi caso y por desgracia, no tardaron en aparecer durante mi etapa competitiva. Los tendones rotulianos de mis dos rodillas comenzaban a dar síntomas de debilidad y el dolor llegaba poco a poco a instalarse en ambas articulaciones durante las rutinas de ejercicios que realizaba en los entrenamientos y partidos. Al final tuve que abandonar la práctica del fútbol de competición con solo 25 años. Ese deporte era una de las pasiones de mi vida. Acepté mis limitaciones físicas pues no me quedaba otra, pero ese contratiempo no impidió que siguiera practicando deporte de forma habitual una vez concluida mi etapa como deportista de competición.

Seguía corriendo y saliendo en bici, y comencé con la práctica del deporte anaeróbico en el gimnasio. Pasaban los años y seguía jugando al futbol sala con amigos cada vez que mis rodillas me lo permitían, pero al final también tuve que dejar de jugar incluso esos partidillos debido al dolor intenso. Eso era algo que me frustraba en el momento que debía tomar la decisión de parar pero que después aceptaba y comprendía, ya que el dolor en los tendones de la rodilla era insoportable. Realicé en distintas clínicas de prestigio varios tratamientos contra mis lesiones, (los cuales eran bastante dolorosos) para intentar seguir jugando al futbol, pero no obtuve el resultado que deseaba. Eran tratamientos novedosos y según manifestaban los expertos, efectivos para el tipo de lesión que yo tenía. Consistían en inyectar directamente en los tendones dañados, mi propio plasma sanguíneo para tratar de regenerar dichos tendones. Otro de los tratamientos que me dispuse a probar fue el llamado Epi, que no es más que clavar directamente y sin anestesia agujas parecidas a las de acupuntura en las zonas lesionadas y luego realizar descargar eléctricas dolorosísimas donde tenía que soportar el intenso dolor que dichas descargar me causaban en los tendones y ligamentos. Nada de eso fue suficiente para poder seguir con la práctica de la competición, pero al menos lo había intentado, pues esos eran los tratamientos donde tenía puestas mayor esperanza para mi recuperación. Pasaron los meses y finalmente me di por vencido a nivel competitivo, pero nunca a nivel aficionado.

Una vez aceptada mi nueva etapa como deportista aficionado, seguí agradeciendo enormemente el poder salir a correr a pesar de las lesiones tan importantes que sufrían mis tendones.

Poco a poco, me adentré en el mundo de la bici de montaña y el running. Gracias a las salidas en bici, mis rodillas y tendones se recuperaron de forma extraordinaria, ya que al reforzar el cuádriceps con la práctica de la bici y sin sufrir impacto en las rodillas durante unos dos años y medio aproximadamente, sirvió para iniciar de forma más seria la práctica del running sin que mis rodillas sufrieran ni el dolor fuera preocupante. Antes de hacer ciclismo sólo corría, pero cada vez que salía a correr acababa con grandes dolores en las rodillas. Cuando empecé a ser constante e intenso en los entrenos en bici, mis rodillas mejoraron exponencialmente y ya podía realizar grandes tiradas corriendo sin que el dolor fuera un problema, así que comencé a plantearme nuevos retos como carreras populares, medias maratones, pruebas de trail, etc.. Cuando entras en ese mundillo aficionado de las pruebas populares, conoces gente sana y puedes entablar buenas amistades a la vez que te ejercitas con más gente y pruebas nuevamente tus propios límites físicos.

Cuando me inicié de lleno en la preparación de las oposiciones a policía local, comencé a interesarme por el mundo del gimnasio, la musculación y la mejora muscular de brazos, espalda, hombros y pecho. A partir de ese momento y hasta el día de hoy, ya no he dejado nunca de trabajar la musculatura de todo mi cuerpo. Pienso que es fundamental trabajar nuestro cuerpo tanto a nivel de musculatura y tonificación como de resistencia aeróbica y corazón. Como ya os he comentado anteriormente, alterno un día de deporte aeróbico con otro de musculación. Normalmente descanso uno o dos días a la semana, claro que esta regla depende siempre de mis propias sensaciones físicas y del tiempo libre del que disponga.

El deportista (sea profesional o no) sufre lesiones, contratiempos normales del ejercicio, parones obligados, perdidas de forma y estados de forma muy buenos y satisfactorios. El deporte ofrece salud, bienestar, felicidad y serenidad a cambio del esfuerzo (creo que es un buen trato). Los buenos deportistas, los que son constantes y reconocen el ejercicio como una filosofía de vida, no se imaginan sin poder practicar deporte, pues les ayuda tanto a nivel físico como a un nivel más importante, el mental.

Siempre he dicho del deporte cuando me han preguntado sobre él, que es terapéutico, al menos para la inmensa mayoría de la gente con la que he hablado de este tema, así me lo han confirmado. Yo mismo puedo decirlo sin ningún tipo de duda. El ejercicio físico alivia mis estados de estrés, ansiedad y alteraciones emocionales. Salir a correr y perderme entre las montañas, la ciudad o las ramblas y ríos de mi población, no deja de ser una experiencia única e inigualable para mí. Normalmente lo practico solo o en compañías muy reducidas, ya que es difícil dar con personas que se encuentren a un nivel equilibrado al nuestro y con el que podamos quedar en los mismos horarios para entrenar y a la misma vez, mantener ritmos similares de intensidad. Aunque por supuesto, también debemos de salir a correr o en bici simplemente por el hecho de disfrutar, sin exigirnos al máximo y solo por respirar aire puro y observar la naturaleza entre el bosque, la montaña o el mar. Estas salidas son ideales para encontrar así nuestros momentos de paz, serenidad, contemplación y reflexión.

El deporte es vida, es salud, es agradecimiento infinito por seguir disponiendo de salud física.

Siempre he comparado la propia vida y su discurrir, con la actividad de correr al aire libre. Pienso que nunca debemos parar de correr (de vivir). Correr es igual que vivir. Sentirás la fatiga, pero en la carrera es normal y en la vida a veces hay que parar a descansar, recuperar y seguir. Siempre debemos mirar hacia delante, siempre optimistas y llenos de agradecimiento. Vendrán baches, terrenos escarpados, cuestas inclinadas y pendientes. También descensos, terrenos llanos y calmados; tempestades, lluvias y relámpagos. Pero también (y por suerte) siempre saldrá el sol, será otra vez primavera y llegará el grandioso verano a nuestras vidas. Todas esas son etapas que suceden mientras corremos y también durante nuestras propias experiencias vitales. Son las circunstancias de carrera o de la vida.

Si aún no conoces la sensación de hacer deporte al aire libre, no tardes más tiempo en comenzar a practicarlo. Es un auténtico regalo de la vida. Corro igual que vivo, hacia delante, sin desfallecer nunca y mirando siempre el horizonte con una visión optimista y alegre.

Me encanta salir en bici. Disfrutar del paisaje, la naturaleza, la montaña, el aire fresco, el sol, los caminos y los senderos. Te recomiendo compartir la práctica del ejercicio físico con los amigos siempre que puedas. Acude a entrenar o al gimnasio para ejercitar brazos, espalda, hombros, pecho y piernas. Reconozco que me gusta sentirme cansado cuando he terminado mis entrenos, me divierte sentirme en forma y plenitud física, me hace sentir vivo.

Soy plenamente consciente desde hace ya mucho tiempo que el deporte me está salvando la vida. Se lo debo todo a él. Me encanta vivir y el deporte me permite vivir en plenitud y con la mejor salud posible. Adoro la vida. Me emociona vivir a pesar de los contratiempos y las circunstancias no deseadas que de vez en cuando llegan a la vida de todos nosotros.

Lo que yo hago para seguir haciendo deporte y querer seguir haciéndolo otros 50 años más, simplemente es salir y ponerme en marcha aunque a veces me cueste trabajo. **Lo que me da el deporte a cambio es tan valioso que al final siempre quiero seguir practicándolo..** Trato de buscar nuevas motivaciones, disfrutar de todos sus beneficios y saborear cada esfuerzo como hago con cada minuto de mi vida. Me gusta esforzarme, me divierte. El deporte requiere sacrificio y disciplina. Para mí la disciplina deportiva es semejante a la disciplina y fuerza de voluntad que debemos emplear para conseguir el objetivo que sea en la vida. **La misma dedicación que empleo en el deporte, la utilizo también en todo lo que me propongo, porque sé que esa actitud es la llave de cualquier éxito.**

La gente que hace deporte vive mejor, esto es un hecho incuestionable. Disfrutan mucho más todo lo que la vida les ofrece y valoran su bienestar y salud de forma adecuada.

PARA MÍ EL DEPORTE: (LO QUE DICEN LAS PERSONAS DEPORTISTAS SOBRE LO QUE LES SUPONE PARA ELLAS HACER DEPORTE).

Para los deportistas, la motivación es uno de los ingredientes básicos a la hora de proponerse hacer ejercicio. No solo nos ayuda a mantenernos constantes cuando toca realizar el esfuerzo, sino que también nos anima a fijarnos metas ambiciosas y empezar aquellas rutinas que en un principio pueden parecer casi imposibles.

Es por eso que toda ayuda a la hora de desarrollar motivación debería ser bienvenida, y es bueno que antes de hacer deporte nos preparemos no solo calentando, sino también adoptando otra mentalidad. **Recordarse a uno mismo algunas de estas frases deportivas puede ayudarnos a tener ese extra de motivación** que necesitamos para dar lo mejor de nosotros mismos.

Ya sabemos que realizar de forma regular y sistemática una actividad física ha demostrado ser una práctica muy beneficiosa en la prevención, desarrollo y rehabilitación de la salud, a la vez que ayuda al carácter, la disciplina y a la toma de decisiones en la vida cotidiana, pero ahora quiero que sean los propios deportistas, los que llevan toda la vida practicándolo y los que un día empezaron y ya no han podido dejar de hacerlo, habiéndolo incorporado a sus hábitos de vida como uno más, los que hable y manifiesten que supone para ellos hacer deporte. Aquí tenéis una recopilación de los síntomas, sensaciones y aspectos tanto físicos como psicológicos y emocionales, de lo que supone para el deportista habitual hacer ejercicio de forma constante y disciplinada.

Los deportistas hablan de bienestar mental antes incluso que de las cualidades físicas que supone el ejercicio. Sienten que **mejora su autonomía mental a nivel de la memoria, potenciando dicha cualidad, la rapidez de ideas, sintiéndose mucho más hábiles y activos mentalmente, y después expresan los síntomas que produce el deporte a nivel emocional.** La mayoría definen dichos síntomas asemejándolo a una especie de motor interno que promueve sensaciones como el **optimismo o la euforia, al tiempo que se mejora la autoestima más placentera y beneficiosa.** Hablan también de una mejora de la propia autoimagen, es decir, se ven mejor de aspecto físico y eso repercute en una mayor confianza y seguridad personal. Para la mayoría de los deportistas, la práctica de ejercicio les ayuda a integrarse a nivel social mucho más, ya que reduce el aislamiento social en gran medida, pues se queda con compañeros para salir a correr, ir al gimnasio, montar en bici, etc...por lo que ayuda a relacionarse con otras personas. El ejercicio produce una relajación profunda a todos los niveles y reduce el estrés diario de la vida, por lo que aporta **bienestar y armonía** en la vida de las personas deportistas. Ayuda y previene estados

LuisGarre

depresivos, de sobra son conocidos sus efectos a nivel químico y mental. El ejercicio beneficia a las personas con un carácter propenso a la ira, o incluso a la agresividad, ayudando a las personas a ser mucho más optimistas en la vida. Por último una anécdota, los individuos que realizan entrenamiento físico dejan el hábito de fumar con mayor facilidad y hay una relación inversa entre ejercicio físico y tabaquismo. Los deportistas descansan mejor y tienen una calidad del sueño mucho más elevada que la de las personas sedentarias, la gente que hace deporte de forma regular dice sentirse más alegres y con una sensación de juventud interior extraordinaria, la describen como "con más energía, vitalidad y control sobre movimientos y acciones en general". Tienen una permanente sensación de vitalidad, y por tanto de juventud prolongada. Las personas deportistas rinden mejor en sus trabajos, una investigación de concluyó que los trabajadores que practican ejercicio o deporte regularmente son más productivos y tienen más energía que sus compañeros sedentarios. Además, si acudimos a practicar deporte al mediodía, en la pausa de la comida, o antes de ir a trabajar, la actividad nos ayudará a mantenernos más activos a lo largo de la jornada, evitando momentos de bajón o de falta de atención en el trabajo. Se ha determinado mediante estudios, **que quienes practican en forma regular cualquier ejercicio o actividad física, tienen una mejor respuesta ante la depresión, angustia, miedo y decepciones,** y por otro lado, se fortalecen ante el aburrimiento, tedio y cansancio. El fortalecimiento de la imagen del propio cuerpo y el concepto personal fortalecen la voluntad en la persistencia de mejorar y le ofrece a la persona, una sensación de realización, independencia y control de su vida, a la vez que se estimula la perseverancia hacia el logro de fines.

A **nivel físico** hablan de una mejora considerable en la forma y resistencia física, un aumento del tono y la fuerza muscular, un mantenimiento regular del peso corporal siempre en parecidos parámetros, una reducción importante de sensación de fatiga general a la hora de realizar cualquier tarea doméstica o de ocio, mayor flexibilidad y movilidad de las articulaciones a la hora de ponerse en marcha para emprender cualquier actividad física.

En resumen, son tantas las cualidades físicas y mentales de la práctica deportiva que no hacer deporte es vivir limitado y con peor calidad vital. Y la repercusión de llevar unos hábitos sedentarios en nuestra propia vida, es indiscutible.

EJEMPLOS E HISTORIAS DE ÉXITO REALES DE VIDAS QUE FUERON TRANSFORMADAS GRACIAS AL DEPORTE.

Estamos llegando al final del libro y antes de terminar quiero hablarte de las historias más conmovedoras y valientes que existen sobre ejemplos vitales de personas que fueron transformadas debido al impacto y la repercusión del propio deporte en sus vidas. Leerlas puede servirte de motor para propulsarte hacia el ejercicio de una forma decidida y convencida, quizás estas historias sean el pasaporte hacia un cambio radical y positivo para ti. Espero que las disfrutes tanto como yo lo he hecho mientras las preparaba, si estas historias no te motivan, entonces me rindo porque ¡no sé qué lo hará!

- **Imagina que te dicen que no vas a volver a andar.** Eso es lo que los médicos le dijeron a Kieran Behan, (gimnasta) después de quitarle un cáncer en el muslo a los 10 años. La operación salió muy mal, tan mal de hecho que se despertó gritando del dolor por el daño masivo que tenía en la pierna. Hasta entonces había estado loco por la gimnasia y estaba decidido a convertirse en un campeón olímpico. Pero, ¿cómo podía hacerlo si iba a tener que estar confinado en una silla de ruedas toda su vida?. Kieran comenzó su largo camino de recuperación. Estuvo 15 meses en la silla de ruedas hasta que pudo volver al gimnasio. Pero a los 2 meses de haber vuelto se resbaló por la barra alta y sufrió un golpe en la cabeza terrible. Perdió un año entero de colegio. Tuvo que volver a entrenar a su cerebro y recuperar su coordinación. Regresó al colegio con un bastón y sus compañeros de clase se burlaban de él. Le costó 3 años volver al estado en el que estaba antes del terrible golpe. Y además sufrió varias fracturas. Luego otra factura llegó cuando su rodilla se rompió poco después de que lo seleccionaran para el campeonato europeo. Behan dijo que en ese momento estuvo a punto de darse por vencido. Pero no lo hizo, y en el 2011 logró convertirse en el campeón mundial de suelo. Su mayor momento de gloria fue cuando se clasificó para los Juegos Olímpicos Londres 2012. Se había convertido en un atleta olímpico. Atrás quedaron sus horribles traumas y reveses.

- Un tal Michael Jordan, jugador de baloncesto. Dicen de él que es el mejor jugador de baloncesto de todos los tiempos. Él atribuye su éxito a sus muchos fracasos porque ha confirmado que le hacían trabajar más duro. Es cierto que los fracasos no le hunden. Cuando era joven ni siquiera creía que tenía talento. Lo expulsaron del equipo de baloncesto de la escuela. Jordan contó sus fracasos e incluyen 300 partidos perdidos y 26 tiros ganadores también perdidos. A la mayoría de campeones les desmotiva los fracasos, pero Michael Jordan los consideraba la receta de su éxito. "Sé que el miedo es un obstáculo para algunas personas, pero para mí es sólo una ilusión...Fracasar me hará esforzarme más en la próxima oportunidad". Michael Jordan. Sin duda una de las frases más motivadoras de la historia en el ámbito del deporte.

- Bethany Hamilton, surfista. Nació en Hawai, por lo que no es sorprendente saber que a los 7 años ya surfeaba las olas. En 2003, una terrible tragedia la golpeó cuando un tiburón le arrancó su brazo izquierdo. Mientras se recuperaba se hizo 2 promesas a sí misma. La primera era que no iba a quejarse de su terrible desgracia y la segunda que iba a volver a la tabla de surf. Otra persona se habría resignado al fracaso, pero Bethany Hamilton no. ¡Sólo pasaron 26 días y ya estaba surfeando de nuevo! Ahora se encuentra entre las 50 mejores surfistas del mundo y ganó el primer premio de los campeonatos nacionales NSSA. No fue un camino de rosas llegar donde ha llegado. Tuvo momentos de verdadera frustración cuando se adaptaba a su discapacidad. El accidente le sirvió para aprender a superar los momentos difíciles, pero sobre todo le enseñó a vencer su miedo. Hamilton ha dedicado además gran parte de su vida a ser un modelo a seguir para los discapacitados jóvenes. Se ha convertido en una inspiración para muchas niñas que sufren una amputación a través de su asociación Friends of Bethany (Amigos de Bethany). AnnaSofia Robb y Dennis Quaid protagonizaron la película Soul Surfer (2011) que fue inspirada por su increíble historia.

- Muhammad Ali, boxeador. Considerado como el más grande boxeador de todos los tiempos, ganó muchos premios como el Guante de Oro y una medalla olímpica de oro en los juegos de 1960 en Roma. Ha servido de inspiración a muchas personas por su carrera y forma de vida. Después de retirarse del ring dedicó su vida a la filantropía y a organizaciones benéficas, sobre todo relacionadas con la enfermedad de Parkinson, que él también la padecía. Ali estaba dispuesto a arriesgar. Desde los 12 años, cuando alguien le robó su bicicleta, asumió que nadie más volvería a robarle nada, por lo que aprendió cómo luchar. Muchos atletas pasan por un proceso muy difícil para hacer frente al perfeccionismo y a su miedo al fracaso. Esto a menudo les impide alcanzar todo su potencial y les frena. Cualquier cosa menos la perfección y la victoria es tomado como un fracaso. Y esto sólo genera más tensión e inseguridad. Muhammad Ali fue un magnífico ejemplo de alguien que toma riesgos calculados y se ha mantenido como una inspiración para muchas generaciones. "El que no es lo suficientemente valiente como para tomar riesgos no logrará nada en la vida". Muhammad Ali.

- Michael Phelps, nadador. Es considerado el mejor nadador olímpico de todos los tiempos. Es el deportista olímpico más condecorado de todos los tiempos, con un total de 28 medallas, posee los records de más medallas olímpicas de oro (23), más de oro en eventos individuales (13), y más en eventos masculinos (15). Lo destacable de él es que cuando era niño sufría de TDAH. La mayoría de la gente asume que las personas con TDAH sufren de inquietud, impulsividad y una capacidad de atención muy baja. Pero también tienen una increíble capacidad de permanecer hiper-concentrados en una actividad que les apasiona. Michael ha sido capaz de sacarle mucho partido a esto al canalizar su energía y enfoque. Tanto que ha sido capaz de explotar el lado positivo del TDAH. Phelps ha demostrado que puede vencer a los nadadores más disciplinados y fuertes del mundo y es un ejemplo inspirador para cualquier persona que sufre de un trastorno mental u otra discapacidad. Tiene otro secreto: visualizar el éxito antes de que comience cualquier carrera. Empezó con esta costumbre a los 7 años. Se dio cuenta que no hay límites para el éxito y si tienes pasión por tus objetivos nada puede detenerte. "Nadie va a poner un límite a lo que estoy haciendo. Voy a hacer lo que quiero hacer, cuando quiero hacerlo. Así es como yo siempre he trabajado. Si quiero algo, salgo a buscarlo". Michael Phelps.

* Teresa Perales, nadadora. Si creéis que las 23 medallas obtenidas por Michael Phelps en tres Juegos Olímpicos diferentes son impresionantes es que no conocéis a Teresa Perales. Nacida en Zaragoza, sufrió la pérdida de movilidad de sus extremidades inferiores a los 19 años por culpa de una neuropatía. Eso no le impidió dedicarse a su auténtica pasión, la misma que la del campeón norteamericano: la natación. A partir de entonces se volcó en la piscina. ¿El resultado? 22 medallas obtenidas en cuatro

Juegos Paralímpicos diferentes, entre las que relucen de forma brillante seis oros, el último de ellos obtenido en la prueba de 100 metros de Londres 2012. Todo ello ha hecho de ella una de las deportistas paralímpicas más laureadas de todos los tiempos.

- Isidre Esteve, piloto. Como muchos otros pilotos españoles, Isidre Esteve se volcaba especialmente en la mítica prueba París-Dakar. En dos ocasiones obtuvo la cuarta posición en la prueba de motociclismo, y en una de ellas compitió hasta el final con Marc Coma por alzarse campeón. Sin embargo, la fatalidad le impidió continuar sobre las dos ruedas: en marzo de 2007 sufrió una caída mientras competía en la prueba del Bajo Almanzora y quedó parapléjico. La imposibilidad de competir sobre una motocicleta no le frenó. Tras recuperarse sólo dos años más tarde, en 2009, Isidre Esteve volvió a competir en la prueba de rallies más importante del mundo, el Dakar. Esta vez lo hizo a lomos de un Ssang Yong habilitado especialmente para él. Logró terminar la prueba en el puesto 71.

- David Casinos, atleta. ¿Quién dijo que el esfuerzo combinado de potencia y precisión, necesario para las pruebas de lanzamiento, requería de nuestra vista? David Casinos es el vivo ejemplo de cómo no existen limitaciones si se trabaja para eliminarlas. Completamente ciego por culpa de la diabetes, Casinos es uno de los mejores lanzadores de peso, disco y jabalina del mundo. Como atleta paralímpico ha conseguido multitud de medallas en diversos Juegos Paralímpicos, en campeonatos del Mundo y en competiciones europeas. Las más destacables: sus oros en la categoría de lanzamiento de peso en Sidney 2000, Atenas 2004 y Pekín 2008 y su oro en lanzamiento de disco en Londres 2012.

- Beatriz García, deportista. Nacida en Barcelona, Beatriz García sufre desde los 10 años diabetes de tipo 1, la más peligrosa de todas. Sin embargo, este hecho no le ha impedido participar en algunas de las competiciones senderistas más extremas y duras del mundo. Beatriz es la primera deportista con diabetes del mundo que ha participado en todas las pruebas de la 4 Desert, un circuito de caminatas a lo largo de desiertos extremos. 250 kilómetros repartidos a lo largo de siete días con la única compañía de una pesada mochila (la suya es de 17 kilos) donde los participantes deben llevar todo lo necesario para sobrevivir. En el caso de Beatriz, eso incluye los medicamentos necesarios para tratarse en algunos de los lugares más remotos y con el clima más hostil de todo el mundo, como el Gobi, el Sáharao la Antártida.

- Raquel Domínguez, triatleta. ¿Cómo reaccionarías si comenzaras a perder la movilidad de los brazos? Raquel Domínguez lo hizo dedicándose en cuerpo y alma al deporte. En concreto, al triatlón. Tras saber que padecía una rara enfermedad llamada astroescapulectomía, que progresivamente iba degradando sus extremidades superiores y que le ha provocado numerosas operaciones, Raquel se volcó en la natación. Posteriormente compaginó la piscina con la carretera, en pruebas de marcha. Finalmente optó por la suma de todas ellas y la bicicleta: el triatlón.

Como ella misma admite, el deporte fue el reto que se impuso al conocer que sufría de este mal. Y cuesta no admirar semejante derroche de superación.

- Aaron Fotheringham, deportista. Es uno de los pocos 'skater en silla de ruedas' que existen en el mundo (o 'Hardcore Sitter', como él prefiere llamarse y que sería algo así como 'Sentado al límite'). Al igual que este joven procedente de Las Vegas, muchos skaters discapacitados intentan hacer con sus sillas lo que otros hacen con sus monopatines: saltos espectaculares y toda clase de trucos y virguerías. Pero con tan sólo 14 años, Aaron ha logrado lo que nadie antes ha podido hacer: después de conseguir el año pasado un espectacular salto con giro de 180°, ahora, se ha convertido en la primera persona en la historia en completar un 'Back Flip' (360°) en silla de ruedas.

- Alex Zanardi, piloto. Es otro adelantado a nuestros tiempos. El italiano, tras dar que hablar en el circo de la Fórmula 1, tuvo un gravísimo accidente que superó por un corazón como la copa de un pino. Zanardi, que pilotó un monoplaza de Jordan y Williams, sufrió un accidente en la Champ Car en el que perdió las dos piernas y que pudo tener consecuencias aún más graves. Cuatro años después, volvió al lugar de la pesadilla (Lautzig -Alemania-), superando el inconveniente de lleno. En 2006 probó en Valencia un Fórmula 1 adaptado para la ocasión. Viene compitiendo y ganando diferentes competiciones de motor en los últimos años adaptando su vehículo a sus nuevas características físicas. Su última hazaña la protagonizó en el Maratón de Nueva York, donde participó con una bicicleta para minusválidos. El muro fue derribado por completo.

- Enhamed, nadador. Hasta los ochos años, miraba a una piscina y se quedaba fuera, no sabía nadar, era un chiquillo que jugaba en el Parque Santa Catalina y en Las Canteras con sus amigos, como todos los de su edad. Pero Enhamed ya era distinto, se crió en Gran Canaria mientras sus padres vivían en el Sáhara ocupado por Marruecos. Con las presencias y las ausencias Enhamed nunca perdió su sonrisa. Un glaucoma le quitó la vista a Enhamed. El niño de 9 años ya no podría correr por Las Canteras como lo hacía antes. La ciudad se convirtió en una jungla llena de barreras. La arena del desierto saharaui enferma los ojos de muchos niños, los padres de Enhamed creían que en Gran Canaria podría salvarse de ese peligro. Pero el destino no siempre coincide con los deseos, y la maldita enfermedad dejó al chiquillo ciego. En medio de la oscuridad alguien le dio la mano a Enhamed y lo invitó entrar en la piscina del Julio Navarro. La vida le cambió de repente. Enhamed se volvió pez. Ayer el pez se subió al barco de El Correíllo y nos lo contó: "fuera del agua todo son obstáculos, dentro puedo ser todo lo que yo quiera". Aquí, en Atenas o en Pekín Enhamed nos ha demostrado que siempre hay alguien dispuesto a saltar las barreras. El pez grancanario nadó en Beijing animado por miles de personas de todos los países. Batió dos records mundiales y trajo cuatro medallas de oro.

CONCLUSIÓN FINAL.

Llegamos al final del libro, espero que esta lectura suponga en tus hábitos e inquietudes por mejorar tu vida, un nuevo rumbo en el horizonte más cercano.

He tratado de mostrarte los aspectos más importantes y decisivos para optar por la práctica deportiva habitual de forma decidida y sin titubeos. Como has podido leer, hay mucha diferencia entre llevar una vida activa físicamente y no hacerlo. Estoy seguro de que eres inteligente y vas a pasarte al bando de los que nos consideramos deportistas, sea al nivel que sea. No se trata de llegar a competir en las olimpiadas, se trata de intentar llegar a tu mejor versión y para eso, ya sabes que es fundamental cuidarse física y mentalmente.

La vida es un regalo grandioso y no merece la pena pasar por ella a medio gas o dejando paso a las enfermedades, limitaciones o inconvenientes de una vida sedentaria de forma gratuita o solo por el hecho de dejarse vencer por la pereza. Tú también eres inmensamente fuerte a nivel físico y mental, pero tienes que creerlo firmemente. Eres tan grande como cualquier otra persona de las que hemos hablado en este libro. Tu capacidad de superación es inimaginable y extraordinaria, pero debes poner de tu parte. Todo objetivo importante y valioso, requiere esfuerzo y dedicación, y eso es maravilloso porque así, nos ponemos a prueba con nosotros mismos para conseguir alcanzar nuevos retos.

Vivir es superarse. Encontrarse parado, sin movimiento, es igual a estar inerte, sin vida.

Hacer deporte es desear vivir. Cuidarse por dentro igual que por fuera, también es desear vivir. Has venido aquí para aportar tu propia esencia al mundo, a tu familia y amigos, a tu pareja y compañeros de trabajo, pero necesitas estar bien a todos los niveles para dar lo mejor que hay en tu interior, que no es más que luz y amor eterno. No desaproveches tu vida viviéndola a medias. Sal fuera y corre mientras puedas, salta mientras tus piernas te lo permitan, porque por desgracia, todo pasa en esta vida, y mucho antes de lo que siempre creemos. Un día ya no podrás correr libremente por el monte y sentir el viento dándote en la cara. Ese día llegará y tal vez, echarás de menos el poder hacerlo. No dejes que pasen tus mejores años a nivel de energía física, desaprovechados por culpa de la pereza. Demuéstrate a ti mism@ que eres capaz, que tú también eres capaz de ser un o una deportista ejemplar. Hazlo por ti, por tus seres queridos que te quieren ver bien el máximo tiempo posible, hazlo por dar amor a los demás en buenas condiciones físicas y mentales. Hazlo porque la vida se te ofreció para eso, para vivirla plenamente.

Ahora sal y muévete. Mueve tu cuerpo a tu manera, como a ti te guste y como más lo disfrutes, pero muévete. No te mantengas más tiempo inmóvil en el sofá viendo pasar tu vida delante de un televisor sin más. Coge una bici y queda con gente, ve a un gimnasio a conoce nuevas amistades, habla con ese grupo de senderistas que quedan los fines de semana para ir a la naturaleza. Da el paso y verás que ocurre.

Estamos aquí de paso, pero haz que ese paso merezca la pena. Se humilde y reconoce tus debilidades y limitaciones, pero ponte unas zapatillas y sal ahí fuera a volar. Te aseguro que verás la vida de otra forma. Mejor y más bonita. La vida requiere esfuerzo y momentos de dedicación junto con los de placer y bienestar. VIVIR ES ESTAR AHÍ, EN MEDIO DE LA VIDA, DISPUESTO O DISPUESTA A SORTEAR LO QUE VENGA, CON VALENTÍA PARA AFRONTAR CONTRATIEMPOS PERO CON INTELIGENCIA PARA DISFRUTAR DE LAS MARAVILLAS QUE OFRECE EL PODER ESTAR VIVO.

Nada más por mi parte (por ahora). Mis mayores agradecimientos hacia ti por dedicar tu tiempo a esta lectura. Decirte por último que mi único deseo es que este libro haya podido llegar a cambiar en tu interior algo, por muy pequeño que sea, que haga que por fin des el paso que necesitabas y te dispongas convertir tu vida en algo mejor y más satisfactorio para ti y los tuyos. Gracias de corazón y espero poder encontrarme contigo en el futuro en otra lectura. ¡¡Fuerza, valor y vida!!.

Luis Garre.

DEL SOFÁ   AL CAMPO DE BATALLA"

Gracias por el tiempo que le has dedicado a leer "DEL SOFÁ AL CAMPO DE BATALLA ". Si te gustó este libro y lo has encontrado útil te estaría muy agradecido si dejas tu opinión en Amazon. Me ayudará a seguir escribiendo ebooks para que sirvan de ayuda a cuantas más personas mejor. Tu apoyo es muy importante. Leo todas las opiniones e intento mejorar cada día en mi propósito de vida. Puedes dejar tu opinión en la página de este libro en Amazon haciendo un poco de scroll hacia abajo en el apartado "Opiniones de clientes", "Escribir mi opinión" en Amazon.es o en "Customer Reviews"- "Write a Customer Review" en Amazon.com.

¡Gracias por tu apoyo!

Por último recuerda que en la dirección:

www.luisgarre.com/regalo

Puedes descargarte mi ebook gratuito "Experiencias físicas para comprender la Eternidad" como muestra de mi agradecimiento hacia ti. Si lo deseas también puedes visitar mi web:

www.luisgarre.com

Si estás interesado en conocer mi biblioteca personal hasta la fecha, te invito a que acudas a esta dirección y allí podrás ver todos los libros que llevo publicados hasta el momento. Feliz Vida!!

www.luisgarre.com/ebooks